Inhalt

Inhalt

Dr. med. Irmgard Niestroj
Dr. med. Karl Pflugbeil

Vital Plus

Vom Mangel zu neuer Energie

Was Sie mit Vitaminen, Mineralstoffen,
Spurenelementen, Fett- und Aminosäuren
für Ihre Gesundheit tun können

HERBIG
Gesundheitsratgeber

Besuchen Sie uns im Internet unter
www.herbig.net

Gedruckt auf chlorfrei gebleichtem Papier

11. völlig neugefaßte und aktualisierte Auflage 2002
© 1990 F. A. Herbig Verlagsbuchhandlung GmbH, München,
und Script Medien Agentur GmbH, Grünwald
Alle Rechte vorbehalten
Umschlaggestaltung: Ulrike Storch, München
Satz: Filmsatz Schröter GmbH, München
Gesetzt aus: 11/13,5 Punkt Optima
Druck und Binden: Jos. C. Huber KG, Dießen
Printed in Germany
ISBN 3-7766-2260-1

1 Orthomolekulare Medizin – was ist das eigentlich?

Den Begriff der »Orthomolekularen Medizin« finden Sie in keinem Lexikon erklärt. Worum es sich dabei handelt und was der Nobelpreisträger Linus Pauling damit zu tun hat, erfahren Sie in diesem Kapitel. Außerdem lernen Sie, weshalb Nährstoffe so lebenswichtig sind und wie Sie mit Zink Ihre Abwehrkräfte stärken können.

Orthomolekulare Medizin – dieser Begriff ist Ihnen sicher fremd. Ersparen Sie es sich, im Lexikon nachzuschlagen; dort ist das Stichwort nicht zu finden. Fragen Sie auch Ihren Arzt nicht danach; er hat während seines Studiums nichts davon erfahren. Mir ist es ebenso ergangen. Ich hatte längst meine Ausbildung an der Universität München hinter mir und war bereits viele Jahre als Oberarzt tätig, als ich das Wort »Orthomolekulare Medizin« zum ersten Mal hörte. Das war im Sommer 1981, und zwar aus dem Mund des Mannes, der diesen Begriff geprägt hat – Professor Linus Pauling.

Der Biochemiker aus Palo Alto im amerikanischen Bundesstaat Kalifornien war einer der ganz großen Wissenschaftler unserer Zeit. Zweimal erhielt er den Nobelpreis. Im Jahre 1954 den Chemie-Preis für sein »Helix-Modell der Proteine«, mit dem er den Aufbau

Der zweifache Nobelpreisträger Professor Linus Pauling hat den Begriff der »Orthomolekularen Medizin« geprägt

9

von Eiweiß erklärte, und im Jahre 1962 den Friedensnobelpreis für seinen Widerstand gegen die Kernwaffenversuche.

Im Juni 1981 war Linus Pauling zur 31. Tagung der Nobelpreisträger nach Lindau am Bodensee gekommen. Ich war einer von Hunderten seiner Zuhörer im Stadttheater. Er sprach kurz grundsätzlich über Orthomolekulare Medizin und ausführlicher über die Anwendung von Vitamin C gegen Krebs.

Ziel der Behandlung ist die Erhaltung guter Gesundheit und das Heilen von Krankheiten mit den richtigen Molekülen in den richtigen Mengen

»Orthomolekulare Medizin«, so erklärte Linus Pauling damals, »ist die Erhaltung guter Gesundheit und die Behandlung von Krankheiten durch Veränderung der Konzentration von Substanzen im menschlichen Körper, die normalerweise im Körper vorhanden und für die Gesundheit erforderlich sind.«

Dieser Begriff bedarf einer Erklärung. Er stammt aus dem Griechischen: »orthos« bedeutet soviel wie »richtig« und »molekular« betrifft die Moleküle als kleinste Bauteile von Substanzen. Dementsprechend handelt es sich bei der Orthomolekularen Medizin um eine Therapie mit den richtigen Molekülen in den richtigen Mengen.

Diese Moleküle sind in den ganz natürlichen Nährstoffen enthalten, auf deren regelmäßige und ausreichende Zufuhr unser Körper angewiesen ist. Das sind Vitamine, Mineralstoffe und Spurenelemente, essentielle Fettsäuren und Aminosäuren. In relativ geringen Mengen erhalten sie unsere Gesundheit, in hohen Dosen können sie Krankheiten heilen, zumindest die Voraussetzung für eine Gesundung schaffen.

Das war mir im Sommer 1981 an sich nichts Neues mehr. Ich, Dr. Pflugbeil, hatte nämlich in den Jahren von 1969 bis 1973 an der Ringberg-Klinik in Rottach-Egern als Oberarzt und Vertreter des Chefarztes

Dr. Josef Issels gearbeitet. Und dieser hatte bereits damals im Rahmen seiner immunologisch ausgerichteten Ganzheitstherapie der Krebskrankheit auch Nährstoffe angewendet. Seine Patienten erhielten eine biologisch vollwertige Ernährung mit einem hohen Anteil an Frischkost sowie Präparaten mit Kalium, Magnesium, Zink und Vitamin C hochdosiert. Dr. Issels nannte das Ernährungstherapie.

Vitamin C hilft selbst bei Krebs

Es freute mich deshalb sehr, zu hören, wie der Nobelpreisträger Linus Pauling nun acht Jahre später bestätigte, daß wir mit dieser Ernährungstherapie durchaus richtig behandelt hatten. »Ich bin der Meinung, daß die Einnahme von Vitamin C die natürliche Widerstandsfähigkeit des Menschen gegen Krebs verstärkt«, sagte er in Lindau. Er bezog sich dabei vor allem auf einen klinischen Versuch im »Vale of Leven District Hospital« in Schottland und berichtete darüber: »Die Hauptstudie umfaßte 100 Patienten mit fortgeschrittenem Krebs, die Vitamin C in Form von Natriumascorbat erhielten, gewöhnlich in Mengen von zehn Gramm pro Tag, sowie eine Kontrollgruppe, die in demselben Krankenhaus auf die gleiche Weise behandelt wurde, jedoch ohne zusätzliches Vitamin C. Die durchschnittliche Überlebenszeit der mit Vitamin C behandelten Patienten war um mehr als das Vierfache länger als die der Kontrollpersonen. Ein Teil dieser Patienten überlebte den Durchschnitt der Kontrollen um mehr als das Zwanzigfache und zeigte auch keinerlei Anzeichen einer malignen (= bösartigen) Krankheit mehr.« Sein Fazit: »Zusätzliches Vitamin C

Vitamin C verstärkt die natürliche Widerstandsfähigkeit gegen Krebs

11

hat eine wohltuende Wirkung bei Patienten mit allen Arten von Krebs, weil es die natürlichen Schutzmechanismen des Körpers effektiver macht« – später mehr darüber.

Professor Linus Pauling war der lebende Beweis für die positive Wirkung der Orthomolekula-ren Medizin

Diese Ausführungen von Professor Linus Pauling beeindruckten uns sehr, sein Auftreten verstärkte diese Wirkung nur noch. Der Mann war damals bereits 80 Jahre alt, jedoch sichtlich in bester körperlicher und geistiger Verfassung. Für seinen Vortrag lehnte er den bereitgestellten Stuhl ab, und er hatte auch kein Manuskript dabei. Der alte Herr sprach im Stehen und ohne Stocken fast eine dreiviertel Stunde lang. Er war der lebende Beweis für die präventive Wirkung der Orthomolekularen Medizin, die Gesundheit erhält und den Alterungsprozeß so langsam wie eben möglich ablaufen läßt.

Von 1965 bis zu seinem Tod nahm Linus Pauling 30 Jahre lang tagtäglich große Mengen von Vitaminen zu sich, und zwar: 10000 Milligramm (= 10 Gramm) Vitamin C, 1000 Milligramm (= 1 Gramm) Vitamin E, 300 Milligramm (= 0,3 Gramm) Nikotinamid, auch Vitamin B_3 genannt.

Wer regelmäßig Vitamine einnimmt, beugt Krankheiten vor

Diese Dosierungen entsprechen dem 133fachen bzw. 83fachen bzw. 20fachen dessen, was die Deutsche Gesellschaft für Ernährung einem Erwachsenen empfiehlt. Dennoch hat das vorgebliche Übermaß zu keinerlei Schäden geführt. Im Gegenteil: »Seitdem ich vorbeugend Vitamine zu mir nehme, bin ich nie mehr krank gewesen«, resümierte Professor Pauling aus langjähriger Erfahrung. »Ich habe nicht einmal eine Erkältung mit Schnupfen gehabt. Denn sobald ich spüre, daß es in meiner Nase zu kribbeln beginnt, nehme ich noch etwas mehr Vitamin C zu mir. Das vertreibt die Erkältung, ehe sie ausbrechen kann.«

Professor Linus Pauling hat zwar den Begriff geprägt und die Methode populär gemacht. Er hat aber stets darauf hingewiesen, daß es ein Arzt gewesen ist, der die Orthomolekulare Medizin begründet hat. Nämlich Dr. Abram Hoffer aus Kanada, der zu Beginn der 50er Jahre Schizophrenie mit hohen Dosen von Vitamin B_3 behandelt und damit gute Erfolge erreicht hatte. Von nun an kam immer neues Wissen über die Wirkung der Vitamine, Mineralstoffe und Spurenelemente, Fettsäuren und Aminosäuren sowie über deren Anwendung gegen Krankheiten hinzu.

Die eben genannten Nährstoffe sind »essentiell«, also lebensnotwendig. Dennoch können sie von unserem Körper nicht gebildet, sondern müssen ihm mit der Ernährung zugeführt werden – regelmäßig und ausreichend. Unser täglich Brot muß deshalb nicht nur genügend Kalorien enthalten, sondern auch Mindestmengen an 13 Vitaminen, wenigstens neun Mineralstoffen und zwölf Spurenelementen, acht Aminosäuren und drei Fettsäuren. Diese richtigen Moleküle in den richtigen Mengen sind die Voraussetzung fürs Gesundsein. Sie ist leider längst nicht immer und überall gegeben. Trotz übervoller Teller besteht hierzulande ein bedrohlicher Mangel an den unverzichtbaren Nährstoffen.

Etliche lebenswichtige Nährstoffe können vom Körper nicht gebildet werden und müssen daher von außen zugeführt werden

Woran es den Deutschen mangelt

Das bestätigt auch der Ernährungsbericht 1996, den die Deutsche Gesellschaft für Ernährung im Auftrag der Bundesregierung ermittelt und herausgibt. Er stützt sich auf die von 1985 bis 1989 durchgeführte nationale Verzehrsstudie, die repräsentativ die mittlere täg-

13

liche Zufuhr an Nahrungsinhaltsstoffen in der Bundesrepublik Deutschland erfaßte. Dabei wurde festgestellt, daß die Zufuhr von Protein mehr als ausreichend
ist, so daß insbesondere proteinreiche Lebensmittel
tierischer Herkunft auch Träger von Fett, Cholesterin
und Purinen sind und deshalb eine nicht seltene Veranlagung zu Hypercholesterinämie oder Hyperurikämie
die Manifestation dieser Stoffwechselkrankheiten fördern. Eine bedarfsgerechte Zufuhr an essentiellen Fett-
stoffen ist gesichert, obwohl der Anteil der ungesättigten Fettsäuren in der Fettzufuhr insgesamt zu niedrig
liegt. Die Zufuhr von Kohlehydraten ist in allen Altersgruppen zu niedrig und damit auch die Zufuhr von
Ballaststoffen. Auch die Zufuhr von Magnesium ist
nach den vorliegenden Zahlen insgesamt nicht posi-

Der häufigste Mangel beim Menschen betrifft den an Calcium, Magnesium, Eisen, Jod, Zink sowie den Mangel an den Vitaminen A, C und E und den Vitaminen vom B-Komplex

tiv zu beurteilen. Die Versorgung mit Calcium, Folsäure, Jod und Vitamin D ist als ungenügend zu
bezeichnen. Die mittlere Zufuhr von Vitamin E ist gemessen an der derzeit gültigen Empfehlung für die
wünschenswerte Zufuhr in allen Altersgruppen der
weiblichen Personen nicht ausreichend. Dies gilt auch
für alle Altersgruppen männlicher Personen mit Ausnahme der 10- bis 12jährigen und der über 51jäh-
rigen. Mehr als die Hälfte der Bevölkerung nimmt
weniger Beta-Carotin auf als der Richtwert der DGE
aussagt. In unterschiedlicher Größenordnung werden
auch Jod, der Vitamin-B-Komplex und bei Frauen auch
Eisen nicht von allen in ausreichender Menge aufgenommen. 39 Prozent der untersuchten Männer und
47 Prozent der befragten Frauen sind übergewichtig,
13,6 Prozent der Männer und 30,5 Prozent der Frauen
sind stark übergewichtig. In der Gruppe der 19- bis
35jährigen sind 4 Prozent der Männer und 3,4 Prozent der Frauen stark untergewichtig und 38,4 Pro-

zent der Männer und 39,6 Prozent der Frauen leicht untergewichtig, so daß hier von einer nicht ausreichenden Versorgung mit Mikronährstoffen ausgegangen werden muß. Je nach zusätzlichen Risikofaktoren kann davon ausgegangen werden, daß etwa 40 Prozent der Bevölkerung nicht allumfassend versorgt sind. In der Gruppe der 19- bis 35jährigen nehmen 99 Prozent der Frauen und 97 Prozent der Männer weniger Folsäure auf als die DGE empfiehlt. Bezüglich der Vitamine A, D, E, B_1, B_2, B_6, B_{12} und C liegt der Anteil der nicht ausreichend Versorgten zwischen 31 und 68 Prozent bei den Männern und zwischen 46 und 82 Prozent bei den Frauen.

Dieses Defizit hat im wesentlichen zwei Gründe. Zum einen unzureichende Zufuhr – die Lebensmittel enthalten nicht so viele Nährstoffe wie der Körper benötigt. Zum anderen erhöhter Bedarf – der Körper verbraucht mehr Nährstoffe, als er aus den Lebensmitteln aufnehmen kann.

Selbst eine vollwertige Mischkost, wie sie von Ernährungsmedizinern propagiert wird, kann den normalen Bedarf nicht zur vollsten Zufriedenheit decken. Vom Mineralstoff Jod ist das seit langem bekannt. Die Böden in den deutschen Mittelgebirgen und in den Alpen geben zuwenig davon her, um über die Ernährung die Bewohner dort ausreichend zu versorgen. Der Kropf einer vergrößerten Schilddrüse ist die sichtbare Folge solchen Mangels. Für das Spurenelement Selen gilt dasselbe, was noch zuwenig Menschen wissen. Die Böden der Bundesrepublik sind insgesamt gesehen unzureichend versorgt mit Selen, hat eine Untersuchung von Wissenschaftlern der Universität Bonn ergeben. Zwangsläufig mangelt es an dieser Substanz den Pflanzen, die auf diesen Böden wachsen,

Selen schützt den Organismus, baut die Immunkräfte auf, verhindert Herzinfarkt, beugt Krebs vor und bremst beim Alterungsprozeß die Arteriosklerose

15

und den Tieren, die von diesen Pflanzen fressen, ebenso wie dem Menschen als letztem Glied in dieser Nahrungskette. Die Schwächung der körpereigenen Abwehrkräfte des Immunsystems ist nur eine, wenngleich sehr bedeutsame Auswirkung dessen.

Auch sind die meisten Pflanzen bei Tisch längst nicht mehr so wertvoll, wie sie auf dem Feld geerntet wurden. Gemüse verliert in der Zeit dazwischen viel von seinen Vitaminen. Kopfsalat beispielsweise enthält nach zwei Tagen Lagerung bei Zimmertemperatur nur noch knapp die Hälfte vom ursprünglichen Vitamin C; dem Spinat gehen derweilen sogar 80 Prozent davon verloren. Wird Gemüse vor der Zubereitung zerkleinert und gründlich gewaschen, löst das fließende Wasser noch mehr vom Vitamin C heraus. Warmhalten vor dem Verzehr, etwa in der Kantine, zerstört den letzten Rest davon. Schließlich bleibt von der ach so gesunden Pflanzenkost nichts anderes übrig als Grünzeug mit minderem Nährwert.

Ungünstige Zubereitung entzieht dem Gemüse Vitamin C

Dem Fleisch ergeht es in der Küche nicht viel besser. Von seinem Gehalt an dem sogenannten Nerven-Vitamin B_1 büßt es beim Schmoren in der Röhre bis zu 60 Prozent ein, beim Braten immerhin noch 30 bis 40 Prozent. Und wer weißen Toast dem dunklen Vollkornbrot vorzieht, der verschließt sich selbst eine weitere wichtige Quelle für die Vitamine vom B-Komplex: Das hoch ausgemahlene Mehl enthält bis zu 90 Prozent weniger von diesen Nährstoffen.

Fast-Food-Liebhabern fehlt es in ihrer Ernährung an frischem Gemüse, Kräutern und Getreide

Die Soft-Brötchen vom Hamburger sind ein weiteres Beispiel dafür. Insgesamt ist solch ein »Fast-Food« derart einseitig zusammengesetzt, daß die Deutsche Gesellschaft für Ernährung warnt: »Durch das Fehlen von Obst, Gemüse und Vollkornerzeugnissen kann es zu Angebotslücken an lebensnotwendigen Inhaltsstoffen kommen.« Dazu kommt es immer häufiger, wenn der Hamburger nicht länger nur ein gelegentlicher Imbiß bleibt, sondern zur regelmäßigen Mahlzeit wird. Weil es immer mehr Singles gibt, immer mehr Frauen berufstätig sind, immer mehr Menschen immer weniger Zeit haben, werden auch immer mehr solcher unvollständiger Schnellgerichte verzehrt. Auf die Dauer führt das zu einem Mangel an Nährstoffen, jedoch zu einem Übermaß an Energie. Eine typische Fast-Food-Mahlzeit aus Hamburger, Sauce, Pommes frites, Milch-Shake enthält 1275 Kalorien und deckt allein mehr als die Hälfte vom Tagesbedarf einer jungen Frau.

Fast-Food liefert zu wenig Mikronährstoffe … aber zu viele Kalorien

Auch »gesund essen« kann krankmachen

Selbst wer sich Mühe gibt, gesundheitsbewußt zu essen, kann unter Umständen nicht genug Nährstoffe abbekommen. So sind die unverdaulichen Ballaststoffe der Weizenkleie zwar ein gutes, natürliches Mittel gegen Verstopfung und zum Senken erhöhter Cholesterinwerte im Blut. Mit ihr wird aber auch die Substanz Phytin aufgenommen, die Mineralstoffe derart fest an sich bindet, daß sie vom Körper nicht mehr verwertet werden können; vor allem Phosphor, Calcium, Magnesium, Eisen, Zink werden deshalb ungenutzt ausgeschieden. Wer Magermilch und Rindfleisch bevorzugt, um Kalorien einzusparen, der nimmt mit ihnen deutlich weniger vom Vitamin A und vom Vitamin-B-Komplex zu sich als mit Vollmilch und mit Schweinefleisch. Auch enthärtetes Wasser ist nicht etwa besonders gesund, wie viele Menschen glauben. Die Enthärtungsanlagen arbeiten mit einem sogenannten Ionenaustauscher, der die im Wasser enthaltenen Calcium- und

Gesunde Ernährung ist nicht immer eine Garantie gegen Mangelerscheinungen

Magnesium-Ionen gegen Natrium-Ionen austauscht. Mit dieser Methode enthärtetes Wasser enthält deshalb zuviel Natrium, das den Blutdruck erhöht und die Nieren belastet, jedoch zuwenig Calcium und Magnesium, die Herz und Kreislauf vor Erkrankungen schützen könnten.

Wer eine Diät macht, sollte zusätzlich Vitamine zu sich nehmen

Nicht nur zuviel Essen, auch zuwenig ist der Gesundheit abträglich. Wer zeitweilig eine Diät mit nur 1000 Kalorien pro Tag einhält, dem ist es rein rechnerisch unmöglich, mit den kleinen Portionen genügend Vitamine und Mineralstoffe aufzunehmen; damit unsere Patienten während einer Diät oder beim Heilfasten nicht in einen solchen Mangelzustand geraten, verordnen wir ihnen Präparate der Vital Plus-Therapie. Dieselbe Folge hat langwährende Unterernährung, mit welcher die neugewonnene schlanke Linie erhalten werden soll. Sie ist vor allem bei jungen Frauen erschreckend weitverbreitet: Etwa jeder zweite deutsche Teenager nimmt pro Tag weniger als 2000 Kalorien zu sich, jeder zehnte sogar weniger als 1500. Das sind nicht allein etwa 1000 Kalorien zuwenig, das führt auch zu einem Defizit an Calcium. Diese Frauen werden das sehr viel später äußerst schmerzhaft zu spüren bekommen: Weil es in jungen Jahren an diesem Baustoff für die Knochen mangelt, werden sie sehr wahrscheinlich während der Wechseljahre an Osteoporose erkranken, an Knochenschwund also.

Ältere Menschen haben durch falsche Ernährung oftmals ein sehr hohes Vitalstoff-Defizit

Viele Senioren essen ebenfalls weniger als sie sollten. Die Ursache dafür ist eine ganz andere: Weil im Alter der Stoffwechsel langsamer wird, sinkt der Bedarf an Energie, und der Appetit läßt nach. Das allein würde schon ausreichen, um diese Menschen in einen Mangelzustand geraten zu lassen. Hinzu kommen jedoch weitere, altersbedingte Veränderungen, die zu einer einseitigen, ungenügenden Ernährung führen: Mit einem Gebiß fällt das Kauen schwer; müde Beine mögen keine langen Wege zum Einkaufen gehen; Alleinsein nimmt die Lust am Kochen; Erkrankungen von Magen und Darm behindern die Aufnahme und Verwertung der Nährstoffe – von den ohnehin wenigen, die verzehrt werden, bleiben die meisten deshalb ungenutzt. Soweit die wichtigsten Gründe für eine unzureichende Zufuhr, vor allem an Vitaminen, Mineralstoffen und Spurenelementen, aber auch von essentiellen Fettsäuren und Aminosäuren. Sie ist die eine Ursache für den weitverbreiteten Mangel daran. Die andere ist ein erhöhter Bedarf, der nicht gedeckt wird. Das betrifft insbesondere die Angehörigen von Risikogruppen.

Starke Raucher benötigen mindestens 50 Prozent mehr, besser noch doppelt soviel Vitamin C als Nichtraucher, damit ihr Organismus schädigende Substanzen aus dem Zigarettenrauch entgiften kann.

Raucher benötigen mehr Vitamin C als Nichtraucher

Wer Alkohol trinkt, und sei es nur mäßig, jedoch regelmäßig, dem geht viel vom Magnesium verloren und dem mangelt es an den Vitaminen vom B-Komplex. Streß, sowohl durch körperliche und geistige Anstrengung als auch durch akute Erkrankungen und psychische Belastungen, hat bei allen betroffenen Menschen dieselbe Folge: Ihr Körper braucht unter anderem mehr Vitamin C zur Produktion der Streß-Hormone in den Drüsen der Nebennieren und zur Stärkung der körpereigenen Abwehrkräfte seines Immunsystems.

Patienten, die Medikamente über längere Zeit einnehmen, müssen mit Nebenwirkungen bezüglich der Nährstoffe rechnen. Um nur einige Beispiele dafür zu nennen: Der Wirkstoff Cortison hemmt zwar die Gelenkentzündungen bei Rheuma, verringert aber den

19

Frauen, die jahre-
lang die Anti-Baby-
Pille nehmen, ha-
ben 40 Prozent
weniger Folsäure
im Blut

Kalium- und Calciumgehalt des Körpers; salicylsäure-haltige Schmerzmittel, zu denen auch das altbewähr-te Aspirin gehört, hemmen die Aufnahme von Vitamin C, und manche Antibiotika vermehren dessen Aus-scheidung über die Nieren; die Anti-Baby-Pille erfor-dert mehr Folsäure, Vitamin B_6 (= Pyridoxin), damit das in ihr enthaltene Hormon Östrogen abgebaut wer-den kann.

Alle Frauen in der Schwangerschaft und in der Still-zeit, alle Teenager während des Wachstumsschubs, alle Schwerarbeiter und alle Leistungssportler haben eines gemeinsam: Einen erhöhten Bedarf an Nährstoffen, insbesondere an den Vitaminen A und C und denen vom B-Komplex sowie an Mineralstoffen wie Eisen, Jod, Calcium, Zink.

Ein Baby nimmt
zusammen mit
der Muttermilch
Schwermetalle,
Blei und Cadmium
auf

Die Belastung durch Schadstoffe aus der Umwelt trifft jeden Menschen. Bereits Babys saugen mit der Mut-termilch auch chlorierte Kohlenwasserstoffe ein, mit Gemüse gelangt Blei und aus Innereien Cadmium in den Körper; mit einem einzigen Zug aus der Zigaret-te inhaliert man 100 Billionen »Freie Radikale« – auf die ich gleich noch ausführlicher eingehen werde. Alle diese Substanzen sind eine Gefahr für die Gesund-heit. Um sie unschädlich machen zu können, benötigt der Körper mehr Vitamine und mehr Mineralstoffe. Je mehr diese Belastung aus der Umwelt zunimmt, desto größer wird der Bedarf an diesen Nährstoffen – nur allzuoft ist er heute schon größer als deren Zufuhr mit den Nahrungsmitteln.

Warum Nährstoffe lebenswichtig sind

So weit, so schlecht. Faßt man alle Angaben über unzureichende Zufuhr und erhöhten Bedarf zusammen, ergibt sich die erschreckende Tatsache, daß kaum ein Mensch noch die richtigen Nährstoffe in der richtigen Menge erhält. Jede der schätzungsweise 75 Billionen Zellen, aus denen sein Körper besteht, benötigt aber alle Vitamine und Mineralstoffe, ebenso die essentiellen Fettsäuren und Aminosäuren. Sie können auf keinen dieser Nährstoffe verzichten, weil alle zusammenarbeiten müssen, um eine normale Funktion und damit ein gesundes Dasein gewährleisten zu können. Die Aminosäuren sind die Bausteine, aus denen jede Zelle aufgebaut ist – ihr Kern mit dem Erbmaterial ebenso wie die Membran, die sie umgibt – und die ohne Fettsäuren nicht bestehen kann. Aminosäuren und Fettsäuren werden notfalls in der Zelle verbrannt, um Energie zum Leben zu gewinnen. Sie können jedoch nur dann in die Zelle hineingelangen, wenn das sogenannte innere Milieu des Körpers stimmt. Das wiederum ist abhängig von Mineralstoffen, die in den Körperflüssigkeiten gelöst werden, in elektrisch geladene Teilchen zerfallen und dann »Elektrolyte« heißen. Sie bauen zwischen dem Inneren der Zelle und ihrer Umgebung ein elektrisches Spannungsfeld auf; nur so können Nerven Reize leiten, Muskeln Arbeit leisten und weitere wichtige Lebensvorgänge ablaufen.
All das ist ohne Enzyme nicht möglich. Sie sind die biochemischen Werkzeuge einer jeden Zelle, die Reaktionen ermöglichen, erleichtern, beschleunigen, ohne selbst dabei verändert zu werden. Ihr Dabeisein ist alles, wenn es darum geht, verbrauchte und gealterte Zellen zu erneuern, Nährstoffe in Energie

Eine optimale Versorgung des Organismus mit Vitaminen, Mineralstoffen, Spurenelementen und Aminosäuren macht den Körper widerstandsfähiger

Enzyme werden für alle Stoffwechselvorgänge benötigt, sie beseitigen Schadstoffe und wehren Krankheitserreger ab

21

umzusetzen, Giftstoffe und Fremdkörper unschädlich zu machen, Erreger abzuwehren, Wunden zu heilen. Bis heute sind an die 2000 Enzyme bekannt, ihre Gesamtzahl wird auf mehr als 10 000 geschätzt. Alle diese Biokatalysatoren, wie die Enzyme auch genannt werden, sind im Prinzip gleich aufgebaut. Sie bestehen zum größten Teil aus Eiweiß, für das ebenfalls die Aminosäuren unerläßlich sind. Zusätzlich sind vielen von ihnen spezielle Wirkungsgruppen mit Vitaminen oder mit Mineralstoffen angelagert. Magnesium ist allein auf diese Weise in mehr als 300 verschiedenen Enzymen enthalten, und bei der Energiegewinnung kommt kaum eines der daran beteiligten Enzyme ohne Vitamine vom B-Komplex aus.

Ohne die richtigen Nährstoffe in der richtigen Menge ist kein Leben möglich

Kurz gesagt: Ohne die richtigen Nährstoffe in der richtigen Menge ist kein Leben möglich. Dennoch hat unser Körper die bewundernswerte Fähigkeit, trotz Engpässen und Fehlbeständen lange Zeit quasi normal funktionieren zu können. Seine Zellen passen sich den Gegebenheiten an und halten ihre Grundfunktionen aufrecht – Nahrungsaufnahme, Energiegewinnung, Fortpflanzung. Eines Tages jedoch sind diese sogenannten Adaptionsmechanismen überfordert; anfangs kommt es dann zu Befindlichkeitsstörungen, letztendlich zu Erkrankungen, schlimmstenfalls zum Tod.

Die fünf Stufen des Mangels

Welche Folgen ein Mangel an lebensnotwendigen Nährstoffen hat, ist am besten erforscht am Beispiel der Vitamine. Demzufolge geht es mit der Gesundheit über fünf Stufen treppab.

Auf der ersten Stufe zehrt der Körper von seinen Reserven. Das ist anhand der verminderten Ausscheidung von Vitaminen mit dem Harn nachzuweisen. Weitere Folgen hat das noch nicht.

Auf der zweiten Stufe sind die Speicher des Körpers bereits soweit entleert, daß mit dem Harn kaum noch Vitamine ausgeschieden werden. Ansonsten gesunde Menschen bleiben zwar noch leistungsfähig, steigt aber plötzlich ihr Bedarf an Vitaminen, etwa durch psychischen Streß oder körperliche Belastung, geht es sehr rasch noch eine Stufe tiefer.

Wer Streß hat oder körperlich hart arbeitet, hat einen höheren Bedarf an Vitaminen

Auf der dritten Stufe zeitigt der Vitaminmangel die ersten spürbaren Folgen. Das sind zumeist unspezifische Symptome, die auch bei anderen Erkrankungen auftreten, wie Appetitlosigkeit und Gewichtsabnahme, Müdigkeit tagsüber und Schlafstörungen bei Nacht, Reizbarkeit und Nervosität, Nachlassen der körperlichen und geistigen Leistungsfähigkeit, erhöhte Anfälligkeit für Infektionen.

Auf der vierten Stufe verschlechtert sich der Zustand noch weiter, und es kommen echte Mangelsymptome hinzu; beispielsweise kann der Betroffene wegen Mangels an Vitamin A in der Dunkelheit viel schlechter sehen, oder sein Zahnfleisch blutet häufig, weil ihm Vitamin C fehlt.

Bei Sehproblemen fehlt es oftmals an Vitamin A

Auf der fünften Stufe stehen die klassischen Vitaminmangelkrankheiten, etwa Beri-Beri, Skorbut, Nachtblindheit, die früher häufig zu Siechtum und zum Tode führten.

Ein ähnlicher Verlauf ist bei einem immer größer werdenden Mangel an Mineralstoffen und Spurenelementen, an essentiellen Fettsäuren und Aminosäuren zu befürchten. Glücklicherweise endet das heutzutage kaum noch ganz unten auf der fünften Stufe. Denn trotz aller Mängel ist die Ernährung heute insgesamt besser als früher, so daß auf der dritten Stufe, spätestens auf der vierten Halt ist.

Das ist noch immer schlimm genug, häufig sogar schon zu spät. Bereits dieser Mangel an Nährstoffen behindert zwei wichtige Systeme, die den Körper vor Schäden und Erkrankungen schützen. Das eine ist das Immunsystem zur Abwehr von Krankheitserregern und Fremdkörpern. Das andere ist das Abfangsystem, das Freie Radikale unschädlich macht. Wegen ihrer fundamentalen Bedeutung für Gesundheit und Leben möchte ich beide etwas genauer erklären.

Freie Radikale sind chemische Substanzen, die zwar sehr kurzlebig, aber hochreaktiv sind

Freie Radikale sind biochemische Substanzen, die jeder Mensch in seinem Körper hat. Sie entstehen in allen Zellen bei vielen Prozessen, unter anderem dann, wenn Sauerstoff unvollständig verbrannt wird. Hinzu kommen viele Einwirkungen von außen, die entweder selbst Freie Radikale sind oder zu deren Entstehung führen; dazu gehören die ultravioletten Strahlen der Sonne, die Chemikalie Benzpyren aus dem Zigarettenrauch, Nitrite und Nitrate als Rückstände in Nahrungsmitteln, Röntgenstrahlen beim Arzt ebenso wie die natürliche radioaktive Strahlung aus der Umwelt, bestimmte Arzneimittel und viele andere.

Alle Freien Radikale haben eine unangenehme Eigenschaft: Es handelt sich um Atome, die ein Elektron zuviel oder zuwenig gegenüber dem stabilen Zustand haben und die deshalb bestrebt sind, so rasch wie möglich entweder eines davon loszuwerden oder eines hinzuzubekommen. Das macht sie zu »hochreaktiven Substanzen«, die mit jedem nur möglichen Molekül eine neue Verbindung eingehen.

Das kann durchaus von Nutzen sein. Mit Hilfe der Freien Radikale werden von Abwehrzellen des Immunsystems krankheitserregende Bakterien und schädliche Fremdkörper aufgelöst. Im Übermaß jedoch werden sie zu einer großen Gefahr für die Gesundheit. Denn Freie Radikale reagieren auch mit Bestandteilen der Zellen, verändern und zerstören diese.

Durch Freie Radikale werden gefährliche Kettenreaktionen im Körper ausgelöst

Die Folgen davon sind vielfältig. So werden Pigmente im Gehirn und in anderen Organen abgelagert, die daraufhin altern; »Altersflecken« in der Haut sind sichtbare Zeichen dessen. Membranen von Zellen werden durchlässig für Schadstoffe, die das Erbmaterial im Zellkern verändern, so daß Krebs entstehen kann. Bestandteile des Immunsystems wenden sich künftig nicht nur gegen entzündetes, sondern auch gegen gesundes Gewebe und verursachen dadurch chronische Entzündungen wie die rheumatoide Arthritis, auf gut deutsch: Gelenkrheumatismus. Auch gibt es Beweise dafür, daß Freie Radikale zumindest mitbeteiligt sind an der Entstehung so weitverbreiteter Volkskrankheiten wie Arteriosklerose, Bluthochdruck, Allergie, Immunschwäche, sogar Typ-I-Diabetes, der mit Insulin-Spritzen behandelt werden muß, und der Parkinson-Krankheit, die auch »Schüttellähmung« genannt wird.

Gegen diese Attacken auf die Gesundheit wehrt sich der Körper mit Enzymen, die Selen im Molekül enthalten, sowie mit Hilfe der Vitamine C, E und Beta-Carotin, einer Vorstufe vom Vitamin A. Gemäß ihrer Wirkung werden diese Nährstoffe als »Radikalefänger« und als »Antioxidantien« bezeichnet. Jeder wirkt auf seine Weise. Vitamin E und Beta-Carotin, die fettlöslich sind, fangen Freie Radikale in der Zellmembran ab. Das wasserlösliche Vitamin C und Selen als Bestandteil des Enzyms Glutathionperoxidase wirken im wäßrigen Milieu des Körpers und der Zellen; Vitamin C erneuert zudem verbrauchtes Vitamin E, das beim

Die beste Waffe des Körpers sind Enzyme

Abfangen der Freien Radikale oxidiert ist. Diese vier Nährstoffe sind zusammen mit Vitamin A in der richtigen Zusammensetzung und der richtigen Menge in dem Präparat Antioxirell (rezeptfrei, Apotheke) enthalten. Solange es genügend von ihnen gibt, können die Freien Radikale nicht überhandnehmen, und der Mensch bleibt gesund. Mangelt es an ihnen, drohen Erkrankungen verschiedenster Art.

Zink schafft Abwehrkraft

Gleiches gilt vom Immunsystem, das den Menschen gegen Angriffe der Erreger von außen sowie gegen Schadstoffe in seinem Inneren verteidigt. Seine vielfältigen Bestandteile und die komplizierten Abläufe beginnen wir erst jetzt vollends zu verstehen. Gesichert jedoch ist seit längerem die Erkenntnis, daß auch das Immunsystem auf die richtigen Nährstoffe in den richtigen Mengen angewiesen ist, um bestmöglich funktionieren zu können.

Für die körpereigene Immunab wehr benötigt der Organismus Zink

Fehlt etwa Zink, schrumpft das Gewebe der Thymusdrüse hinterm Brustbein, haben Tierversuche bestätigt. Diese Drüse ist die Stätte des Immunsystems, in der durch Thymushormone unreife weiße Blutkörperchen zu einsatzbereiten Abwehrzellen ausgebildet werden. Zuwenig Zink bedeutet deshalb zwangsläufig weniger von diesen Immun-Kräften, um Krankheitserreger zu töten, die ständig in den Körper eindringen, und auch um Krebszellen zu vernichten, die immer wieder im Menschen entstehen. Grundlegende Erkenntnisse darüber sind Dr. Elis Sandberg aus Schweden zu verdanken. Auf ihnen sowie auf unseren weiterführenden Forschungsarbeiten und klinischen Erfah-

rungen beruht die Immun-Therapie an der Schwarzwald Privatklinik Obertal mit Thymosand. Das ist ein
Immuntherapeutikum, das Thymuswirkstoffe mit allen
wichtigen Thymuspeptiden für das Immunsystem in
ihrer natürlichen Zusammensetzung enthält. Diese
Therapie ist Dr. Hermann Geesing, unserem ehema-
ligen Chefarzt, zu verdanken, der auch ein umfassen-
des »Immun-Training« entwickelt hat.

Thymosand ist ein standardisiertes, naturidentisches Arzneimittel

Mangelt es an dem Vitamin C, lähmt das buchstäb-
lich die Makrophagen, die als »Freßzellen« Erreger und
Schadstoffe in sich aufnehmen und vernichten. Ein
Mehr von diesem Vitamin dagegen verbessert diese
Fähigkeit. Das haben schottische Mediziner mit einem
einfachen Versuch sehr überzeugend demonstriert.
Eine Bakterie und eine Makrophage wurden in einem
Laborgefäß ausgesetzt. Die Abwehrzelle erkannte den
Erreger und bewegte sich schnurstracks auf ihn zu.
Kurz vor dem Ziel stoppte sie abrupt und verharrte –
ihr Vorrat an Vitamin C war verbraucht. Die Bakterie
wäre mit dem Leben davongekommen, wenn man
nicht etwas gelöstes Vitamin C auf den Makrophagen
geträufelt hätte. Das verlieh der Freßzelle neue Kräfte. Sie setzte sich wieder in Bewegung, erreichte ihren
Gegner, umfloß und verschlang ihn.

Die Wirkung von Vitamin C wurde überzeugend demonstriert

Dieses Versuchsergebnis ist eine schöne Bestätigung
der Behauptung von Professor Linus Pauling auf der
Tagung der Nobelpreisträger in Lindau: Zusätzliches
Vitamin C vermag tatsächlich die natürliche Widerstandsfähigkeit des Menschen zu stärken. Darüber hinaus ist es ein wissenschaftlicher Beweis für das Prinzip
der Orthomolekularen Medizin: Werden die richtigen Nährstoffe in der richtigen Menge dem Organismus zugeführt, wird mit ihnen die Grundlage dafür
geschaffen, daß der Mensch gesund bleibt bzw. die

Für den Organismus lebenswichtig: Vitamine, Mineralstoffe, Spurenelemente sowie essentielle Aminosäuren

27

Arzneimittel behandeln die Symptome – natürliche Mittel die Ursachen einer Krankheit

Voraussetzung dafür, daß die Selbstheilungskräfte seines Körpers ihn wieder gesund machen. Im Gegensatz zu Arzneimitteln, die lediglich Symptome behandeln, sind Vitamine, Mineralstoffe und Spurenelemente, essentielle Fettsäuren und Aminosäuren ganz natürliche Mittel, welche die Ursachen besonders von Mangelkrankheiten beseitigen. Das macht die Orthomolekulare Medizin zu einer universellen Therapie. Sie ist in jedem Fall von Nutzen.

Darüber informieren die folgenden Kapitel. Sie basieren auf dem heutigen Stand des Wissens – Änderungen und Ergänzungen aufgrund neuer Ergebnisse der weiteren Forschungsarbeiten sind durchaus möglich.

2 Die verschiedenen Nähr-
stoffe – und was sie für
Ihre Gesundheit bedeuten

**Es geht nicht nur darum, körperliche Mangelerschei-
nungen zu verhindern, sondern es kommt vielmehr
darauf an, den Körper durch eine ausreichende Dosierung von Nährstoffen optimal funktionieren zu lassen. Wie das möglich ist, und welche Nährstoffe welche Körperfunktionen unterstützen, erfahren Sie in
diesem Kapitel.**

Vor kurzem waren wir in London; nicht zum Ver-
gnügen, sondern zur Fortbildung. Auf einem Kongreß
berichteten Wissenschaftler aus aller Welt über die
neuesten Ergebnisse ihrer Forschungsarbeiten, über
die pharmakologische Wirkung von Vitaminen als Arzneimittel. Im Mittelpunkt stand deren antioxidative
Wirkung gegen Freie Radikale, die wir bereits im vori-
gen Kapitel geschildert haben und von der auch hier
zu berichten sein wird.

Solche Veranstaltungen sind jetzt häufiger, und sie werden von immer mehr Ärzten besucht. Die Orthomolekulare Medizin beruht eben nicht mehr auf verein-
zelten Beobachtungen, sie erhält zunehmend einen
sicheren wissenschaftlichen Unterbau. Klinische Untersuchungen bestätigen ihr, daß Nährstoffe in höherer Dosierung – das sind neben den Vitaminen die

*Bei Erkrankungen
sind höhere Dosie-
rungen der Vit-
amine erforderlich,
damit sie eine
medizinische
Wirkung haben*

29

Spurenelemente und Mineralstoffe, die essentiellen Fettsäuren und Aminosäuren – wirksam sind zur Behandlung von Krankheiten und zum Erhalten der Gesundheit. Und bei den Ärzten setzt sich zunehmend die Einsicht durch, die einer von ihnen auf dem Kongreß in London so formulierte: Es geht nicht länger allein darum, durch ausreichende Zufuhr von Nährstoffen die klassischen Mangelerscheinungen zu verhindern; es kommt viel mehr darauf an, durch eine höhere Dosierung als bisher für notwendig gehalten worden ist, Körperfunktionen optimal ablaufen zu lassen und pharmakologische Wirkungen zu erzielen.

*Die Orthomoleku-
lare Medizin hilft
gegen Krankheiten
von Arterioskle-
rose bis zum Krebs*

Ständig kommen neue Erkenntnisse dieser Art hinzu. Sie bedeuten einen großen Schritt vorwärts für die Medizin, insbesondere beim Kampf gegen die großen Krankheiten unserer Zeit, von Arteriosklerose bis zum Krebs. Sie bilden auch die Grundlage unserer Arbeit mit der Orthomolekularen Medizin in der Schwarzwald Privatklinik Obertal. Dieses Kapitel ist eine Art Zwischenbilanz der Forschungsarbeiten darüber, welch erstaunliche Wirkung Nährstoffe haben und welch großen Nutzen Patienten daraus ziehen können.

Beta-Carotin: Schutzfaktor gegen Krebs

Ein Irrtum ist einfach nicht aus der Welt zu schaffen: Karotten enthalten viel Vitamin A, so heißt es. Richtig dagegen ist: Karotten – sowie andere gelbe bis tiefgrüne Obst-, Gemüse-, Früchtesorten – enthalten verschiedene Farbstoffe (Carotinoide), besonders Beta-Carotin. Ein Teil von ihm wird aus der Nahrung aufgenommen, vom Körper entweder in Vitamin A umgewandelt oder im Fettgewebe abgelagert.

Viel mehr wußte man lange Zeit nicht über dieses »Provitamin A«. Heute ist erwiesen, daß es als bloße Vorstufe vom Vitamin A weit unter Wert eingestuft worden ist. Beta-Carotin selbst ist ein natürlicher Wirkstoff, der das Krebsgeschehen verhindern, hemmen, vielleicht sogar rückgängig machen kann.

Heute kennen wir noch weitere Carotinoide wie Zeaxanthin und Lutein, die besonders in grünem Blattgemüse, aber auch in Mais enthalten sind und besonders wichtig sind für gutes, scharfes Sehen, sowie Lycopin, das in Tomaten vorkommt und besonders wichtig ist für ein gesundes Herz-Kreislauf-System und die Zellen schützt. Wir kennen noch gar nicht alle schützenden und wichtigen Pflanzenstoffe, die wir als sekundäre Pflanzenstoffe bezeichnen. Man vermutet über 10 000 verschiedene Substanzen, die wir über die Nahrung zu unserem Vorteil aufnehmen.

Ein Beweis von mehreren dafür ist die »Basler Studie«. In dieser Schweizer Stadt wurden Anfang der 70er Jahre knapp 3000 gesunden Männern Blutproben entnommen, deren Gehalt an Vitaminen bestimmt. Zwölf Jahre später waren 533 der Männer gestorben, 204 von ihnen an Krebs. Als die Blutwerte verglichen wurden, stellte sich heraus: Alle Krebsopfer – insbesondere jene mit Lungen- und Magenkrebs – hatten einen eindeutig niedrigeren Carotin-Spiegel gehabt als die überlebenden Männer.

Die logische Folgerung daraus: Beta-Carotin ist ein Schutzfaktor gegen Krebs; mangelt es daran, erhöht sich das Risiko einer Erkrankung; hat man genügend davon, steigen die Chancen, vom Krebs verschont zu bleiben oder wieder befreit zu werden. Auch dafür gibt es mittlerweile Beweise. Sie stammen aus den USA, wo es mehr als 20 Studien über diesen Zusammen-

Sekundäre Pflanzenstoffe sind natürliche Wirkstoffe, die sogar Krebsgeschehen verhindern können

Etliche Studien liefern die Beweise für die schützende Wirkung von Beta-Carotin

hang gibt. Bei Zellschäden der Lunge durch Rauchen jedoch sollte Beta-Carotin nicht hochdosiert gegeben werden und nicht allein und nicht mit Vitamin A zusammen.

Der regelmäßige Verzehr von Obst und Gemüse senkt das Risiko, an bösartigen Geschwülsten zu erkranken

Wer stets reichlich Obst, Gemüse, Früchte ißt, der senkt ganz sicher sein Risiko, an Krebs zu erkranken, ergab die eine Untersuchung; dieser vorbeugende Effekt bewährte sich vor allem gegen bösartige Geschwülste von Mund, Rachen, Speiseröhre, Magen, Darm und Gebärmutterhals. Sind bereits Vorstufen von Krebs entstanden, so können diese durch Beta-Carotin beseitigt werden, bewies ein anderer Versuch. Bei ihm ging es um die weißlichen Flecken auf der Innenseite der Wangen, mit denen Mundhöhlenkrebs beginnt. Die Patienten erhielten drei bis sechs Monate lang täglich 30 Milligramm Beta-Carotin. Das allein genügte, um bei 70 Prozent von ihnen diese sogenannten Leukoplakien gänzlich verschwinden zu lassen. Gewiß, Mundhöhlenkrebs ist kein sehr häufiger Tumor. Jedoch ist mit diesem Versuch das Prinzip bestätigt: Beta-Carotin vermag Krebs zu verhindern.

Diese Wirkung, so betonen alle beteiligten Wissenschaftler, ist unabhängig von der Funktion als Provitamin A. Beta-Carotin ist ein eigenständiger Nährstoff. Als Schutzfaktor gegen Krebs wirkt es durch drei verschiedene Eigenschaften.

Sogenannte Antioxidantien schützen Zellen im Körper vor einer Oxidation, indem sie Freie Radikale abfangen und unschädlich machen

• Als »Antioxidans«, das sogenannte Freie Radikale unschädlich macht. Diese energiereichen Moleküle, die sich sehr rasch mit anderen verbinden, könnten sonst Körperzellen verändern – sowohl Fettsubstanzen in deren Wand als auch das Erbgut im Zellkern – und so Krebs auslösen.

• Als »Fänger« für den sogenannten Singulett-Sauerstoff, der beispielsweise durch ultraviolettes Sonnenlicht in der Haut entsteht und ebenfalls Veränderungen in Zellen bewirkt, die zu Krebs führen können.

• Als »Immunstimulans«, das vor allem die Zellen der körpereigenen Abwehr anregt, unter anderem die Makrophagen, die als »Freßzellen« bereits entstandene Krebszellen vernichten.

Seitdem das bekannt ist, gilt als sicher: Beta-Carotin ist ein krebsverhindernder Nährstoff! Das sollten nicht nur starke regelmäßige Trinker wissen; weil Alkohol den Carotin-Spiegel senkt, mangelt es ihnen an diesem Schutzfaktor. Das betrifft jeden Menschen: Täglich etwa sechs Milligramm Beta-Carotin empfiehlt das Nationale Krebs-Institut (NCI) der USA zur Vorbeugung von Krebs. Die Plasmaspiegel von mehr als der Hälfte der Bundesbürger waren erniedrigt, wie Studien zeigten.

Zur Vorbeugung von Krebs empfiehlt das Nationale Krebs-Institut täglich etwa sechs Milligramm Beta-Carotin

Sechs Milligramm Beta-Carotin sind enthalten in 100 Gramm Karotten oder 120 Gramm Spinat oder 300 Gramm Chicorée oder 1200 Gramm Tomaten oder 6 Kilogramm Äpfel bzw. Orangen. Weil soviel Obst, Gemüse, Früchte auf Dauer nicht jedermanns Sache sind, gibt es Beta-Carotin auch in Präparaten (Antioxirell, rezeptfrei, Apotheke) zum Einnehmen. Dabei muß man nicht ängstlich auf die Dosis achten, es darf ruhig etwas mehr sein.

Denn im Gegensatz zum Vitamin A ist seine Vorstufe völlig ungefährlich. Hat der Körper zuviel davon, dann wandelt er kein Provitamin mehr um, so daß es nicht zu einer Hypervitaminose kommt. Der ungenutzte Überschuß wird im Fettgewebe deponiert. Schlimmstenfalls schimmert er durch die Haut, färbt zuerst die Handflächen und Fußsohlen gelblich. Auch das ist gänzlich harmlos und vergeht rasch wieder, sobald weniger Beta-Carotin aufgenommen wird.

Vitamin A: Neue Jugend für die Haut

Vitamin A bekam in den letzten Jahren als Antikrebs-Vitamin einen neuen Stellenwert

Was für Beta-Carotin gilt, trifft zum Teil auch für das Vitamin A zu: »Immer mehr epidemiologische Studien zeigten eine umgekehrte Beziehung zwischen dem Krebsrisiko und dem Konsum von Nahrungsmitteln, die Vitamin A enthalten oder seine Vorstufen«, resümiert das Exekutivkomitee für Diät, Ernährung und Krebs beim Nationalen Forschungsrat der USA. Zudem berichtet es von Tierversuchen, die ergaben, daß »eine vermehrte Zufuhr von Vitamin A vor einer Karzinogenese (= Krebsentstehung) in den meisten, wenn auch nicht in allen Fällen zu schützen scheint«.

Dieser Schutz kommt offensichtlich auf andere Weise zustande als beim Beta-Carotin. Vitamin A verhindert vor allem, daß sich chemische Substanzen an das Erbmaterial im Zellkern binden und dadurch die Zelle zwingen, sich ungehemmt zu teilen. Vor einer Selbstbehandlung mit Vitamin-A-Präparaten zur Vorbeugung von Krebs sei jedoch dringend gewarnt. Weil dieses Vitamin fettlöslich ist, wird ein Überschuß davon nicht ausgeschieden, sondern im Körper gespeichert: Eine Hypervitaminose kann die Folge sein; diese Vergiftung beginnt mit Übelkeit, Brechreiz, Kopfschmerzen. Vitamin-A-Präparate sind zwar auch in hohen Dosen verträglicher, wenn gleichzeitig Vitamin E eingenommen wird. Sie sollten aber nur nach genauer Anweisung eines erfahrenen Arztes angewandt werden. Arzneimittel mit mehr als 10000 I. E. (= Internationale Einheiten) Vitamin A sind daher rezeptpflichtig. Schwangere müssen befürchten, daß es durch längere Zufuhr von extrem Vitamin-A-reichen Nahrungsmitteln zu Mißbildungen des ungeborenen Kindes kommt. Ihnen wird von einer zusätzlichen Vitamin-A-Gabe abgeraten.

Besondere Bedeutung hat Vitamin A bei der Behandlung von Veränderungen der Haut. Vitamin-A-Säure – äußerlich in Creme angewendet – befreit nicht nur junge Leute von Pusteln und Abszessen der Akne; bei älteren Menschen glättet sie Falten in der Haut, beseitigt Unreinheiten und läßt Altersflecken verblassen.

Wer jünger aussehen möchte, der sollte Vitamin A zu sich nehmen

Diese Wirkung beruht auf fundamentalen Funktionen des Vitamins: Es unterhält das reguläre Wachstum der Epithelzellen, setzt Reparaturprozesse nach Schädigungen in Gang und wirkt deshalb auch übermäßiger Verhornung entgegen. Die Kehrseiten: Zum einen reizt Vitamin-A-Säure zu Beginn der Behandlung die Haut derart, daß sie etwa zwei Wochen lang auffällig gerötet ist. Zum anderen hält ihr glättender Effekt nur durchschnittlich sechs Wochen lang an, und die Haut wird lichtempfindlicher. Wer sein verjüngtes Aussehen bewahren will, der muß dann erneut mit der Behandlung beginnen. Anders als beim Einnehmen von Vitamin-A-Präparaten ist diese lokale Behandlung ungefährlich (außer für Schwangere), denn aus der Creme gelangt kaum Vitamin A durch die Haut in den Körper.

Gleichartige Wirkung hat Vitamin A auch auf Epithelzellen in Organen. Ein Mangel daran führt deshalb zu Veränderungen in den Harnwegen; die Schleimhaut dort wird dicker, und deshalb ist der Abfluß vom Harn gestört, so daß eher Blasensteine entstehen können. Sind die Atemwege davon betroffen, kommt es in Hals, Nase, Rachen, Bronchien – ebenso wie in der sichtbaren Haut – zu einer Störung der Zellreifung.

Durch die Stimulanz der Schleimproduktion werden unsere Schleimhäute feucht gehalten

Die feuchten Schleimhäute werden trockener und verlieren an Bedeutung als Barriere, die Krankheitserreger abwehrt und vernichtet. Wem es an Vitamin A mangelt, der erkrankt deshalb leichter an einer Erkältung. Umgekehrt vermag eine ausgewogene Ernährung mit

Leber, Butter, Käse (die relativ viel Vitamin A enthalten) sowie mit Obst, Gemüse, Früchten (die reichlich von der Vorstufe Beta-Carotin liefern) vor Schnupfen, Husten, Heiserkeit zu bewahren.

Vitamin A gilt als »anti-infektives Vitamin«, das die körpereigenen Abwehrkräfte stärkt

Wer diese Vorbeugung durch Ernährung versäumt hat, der kann den Schutz nachholen, indem er während der »Grippezeit« kurzfristig Präparate mit Vitamin A einnimmt. Es gilt nämlich auch als »anti-infektives Vitamin«, das die körpereigenen Abwehrkräfte in Haut und Schleimhaut stärkt. Besonders wichtig ist es für die sogenannte zelluläre Immunität mittels der Lymphozyten (das sind darauf spezialisierte weiße Blutkörperchen). Mangelt es an Vitamin A, dann sinkt auch ihre Zahl in Thymus, Milz und Haut; wird es zusätzlich eingenommen, werden wieder mehr Lymphozyten gebildet.

Fazit entsprechender Versuche: Eine kurzfristige höhere Dosis von Vitamin A, insbesondere in Kombination mit Vitamin E, kann die Abwehrlage des Organismus verbessern, sowohl zur Vorbeugung als auch bei der Behandlung von Infektionskrankheiten. Wer häufig »auf der Nase liegt«, weil er sehr anfällig ist für Infektionen der oberen Atemwege, der sollte mit seinem Arzt über diese Möglichkeit der Orthomolekularen Medizin sprechen. Vitamin-A-Mangel führt zu Nachtblindheit und Knorpelschäden.

Vitamin-B-Komplex: Medizin für kranke Nerven

Der Name täuscht: Vitamin-B-Komplex bedeutet keine einheitliche Klasse, die Vitamine B_1 und B_6 und B_{12} sind chemisch und pharmakologisch völlig verschiedene Substanzen. Gemeinsam ist ihnen allerdings eine wichtige Eigenschaft: Die drei sind – unter anderem – unentbehrlich für Stoffwechsel und Funktion des Nervensystems, was sie vereint unter dem Oberbegriff der »neurotropen (= auf die Nerven wirkenden) B-Vitamine«.

Das macht die drei zu wertvollen Mitteln der Orthomolekularen Medizin. Als richtige Nährstoffe in der richtigen Menge – die ein Mehrfaches höher ist als der normale tägliche Bedarf – vermögen sie Schmerzen zu lindern, etwa bei Hexenschuß und auch bei Rheuma, sowie Nervenschäden zu reparieren, vor allem bei der gefürchteten Polyneuropathie.

Diese »Erkrankung mehrerer Nerven«, so die Übersetzung des Begriffes, ist eine Volkskrankheit. Mindestens eine Million Bundesbürger sind, mehr oder weniger schlimm, davon betroffen; die meisten infolge Zuckerkrankheit oder Alkoholmißbrauchs.

Die Polyneuropathie beginnt scheinbar banal mit Empfindungsstörungen wie »Ameisenlaufen« und »Pelzigsein« in den Gliedmaßen. Später bereitet Feinarbeit mit den Fingern zunehmend Schwierigkeiten, etwa das Zuknöpfen, und in den Beinen sitzen derart starke Schmerzen, daß selbst der leichte Druck der Bettdecke unerträglich ist. Letztendlich und unbehandelt kann die Erkrankung der Nerven zu Lähmungen führen.

Soweit muß es nicht kommen. Der Vitamin-B-Komplex vermag die Symptome zu mildern, wenn nicht gar die Ursache der Polyneuropathie zu beseitigen. Zum Wissen darüber hat ein deutscher Mediziner wesentlich beigetragen, und das ist Professor Helmut Woelk vom Landeskrankenhaus in Gießen.

Er erforschte, was bei der Erkrankung im Körper geschieht. Die fetthaltige Markscheide, die Nerven um-

Ein Mangel an Vitamin B kennzeichnet häufig Störungen des Seelenlebens und des Nervensystems

Wer »Ameisenlaufen« und »Pelzigsein« in den Gliedmaßen verspürt, sollte unbedingt einen Arzt aufsuchen

37

hüllt, ist angegriffen, so daß die schwachen elektrischen Signale in ihr nicht mehr ordnungsgemäß weitergeleitet werden. Schuld daran ist eine unmäßige Aktivität bestimmter Enzyme, der Phospholipasen, was wiederum auf eine direkte Einwirkung des Nervengiftes Alkohol bzw. indirekt auf eine Stoffwechselstörung durch Diabetes zurückzuführen ist.

Professor Woelk beobachtete auch genau, wie die drei neurotropen B-Vitamine gemeinsam dagegen wirken: Die zerstörerische Wirkung der Phospholipasen wird wesentlich gehemmt, die Tätigkeit ihrer Gegenspieler drastisch gesteigert; das sind die sogenannten Azyltransferasen, welche die Nervenschäden wieder reparieren und so die Polyneuropathie bessern.

Die Medikamente B$_1$, B$_6$ und B$_{12}$ sind nicht nur Nährstoffe, sondern Arzneimittel, die Schmerzen lindern können

Die Vitamine B$_1$ und B$_6$ und B$_{12}$ sind also mehr als Nährstoffe, sie sind auch Medikamente im wahrsten Sinne des Wortes. Das bestätigen sie durch ihre wohltuende Wirkung gegen Schmerzen verschiedener Art, gegen die sie unter anderem mit dem Arzneimittel Novirell B angewendet werden. Hochdosiert greift der Vitamin-B-Komplex gleich dreifach in das Geschehen ein. Erstens hemmt er die Rezeptoren für Schmerzreize, so daß diese nicht so stark empfangen werden, wie sie tatsächlich sind. Zweitens bremst er deren Weiterleitung durch die Nervenbahnen hin zum Rückenmark. Drittens behindert er dort die Umschaltung auf Nerven, die zum Gehirn führen, so daß der Schmerz vom Menschen letztendlich abgeschwächt wahrgenommen wird. Dank dieser Dreifachwirkung gegen Neuralgien lindern die drei B-Vitamine nicht nur Nervenschmerzen, die bei Hexenschuß und Ischias entstehen oder von einer Gürtelrose (= Herpes zoster) zurückbleiben; sie sind auch hilfreich gegen Muskel- und Skelettschmerzen im Bereich der Wirbelsäule und gegen Schmerzen bei Erkrankungen des »rheumatischen Formenkreises«, zu dem Entzündungen der Gelenke ebenso gehören wie Abnutzungserscheinungen an der Wirbelsäule. Werden die Antirheumatika dagegen mit dem Vitamin-B-Komplex kombiniert, werden die Patienten schon bald die Dosis dieser Medikamente verringern, so daß ihnen unerwünschte Nebenwirkungen erspart bleiben; sie werden auch Tage früher von den Beschwerden befreit sein, so daß sie eher wieder ein normales Leben führen können.

Kurzzeitig hohe Dosierungen der B-Vitamine, später niedrige Erhaltungsdosis

Der Nutzen der B-Vitamine scheint damit noch nicht erschöpft zu sein. Ärzte berichten über gute Erfahrungen mit ihnen bei der Behandlung von Störungen der Leberfunktion, von Kopfschmerzen, von vorzeitiger Ermüdung und Leistungsschwäche. Für diese Beobachtungen aus den Praxen steht die Bestätigung aus größeren klinischen Studien zwar noch aus, aber das kümmert die Patienten wenig, denen der Vitamin-B-Komplex hilft.

Gemeinsam haben sich diese »Nerven-Vitamine« also bestens bewährt, auch jedes für sich ist ein Arzneimittel der Orthomolekularen Medizin.

Vitamin B₁: Ruhe für den »Zappelphilipp«

Vitamin B₁ (= Thiamin) kann eine gute Medizin sein für so manches der Kinder, die als »Zappelphilipp« verschrien sind und deshalb jahrelang eine schwierige Diät einhalten müssen. Das sogenannte Hyperkinetische Syndrom läßt sie nicht stillsitzen und sich nur schwer konzentrieren, macht sie reizbar und aggressiv. Schuld daran sind Substanzen in der Ernährung wie Phosphate und Konservierungsmittel; sie künftig wegzulassen, ist nicht nur kompliziert, sondern auch teuer.

Falsche und unregelmäßige Ernährung fördert den Mangel an Vitamin B₁

Nicht bedacht wird, daß ein Mangel an Vitamin B_1 dieselben Folgen haben kann, und der ist leider weitverbreitet. Denn viele Kinder kommen ohne Frühstück und ohne Pausenbrot in die Schule; statt dessen geben ihnen die Eltern ein Essensgeld mit, von dem sie mit Vorliebe Süßigkeiten, Pommes frites, Backwaren aus Weißmehl, Limonaden kaufen. Weil diese Nahrungsmittel viel zuwenig Vitamin B_1 enthalten, ist es vielfach nur eine Frage der Zeit, bis der Mangel daran seine Folgen zeigt: Leistungsabfall, Ermüdung, Unleidigkeit, Konzentrationsstörungen, Nervosität.

Was so häufig als Hyperkinetisches Syndrom bezeichnet wird, kann also in Wirklichkeit auch eine Art Neurasthenie infolge Vitaminmangels sein. Diese ist mit Hilfe der Orthomolekularen Medizin rasch und leicht zu heilen: Für den Anfang eine Behandlung mit Vitamin B_1, deren Dauer und Dosis vom erfahrenen Arzt bestimmt wird, um den Mangel daran auszugleichen; für die Zukunft eine ausgewogene Ernährung mit mehr Vollkornbrot, Getreideflocken, Kartoffeln, Hülsenfrüchten, damit das Kind nicht wieder zum »Zappelphilipp« wird.

Vollkornbrot, Kartoffeln und Hülsenfrüchte helfen dem »Zappelphilipp«

Anderen Kindern hilft Vitamin B_1 auf ganz andere Weise. Es bewahrt sie davor, mit einem »Wolfsrachen« oder mit einer »Hasenscharte« geboren zu werden. Diese Indikation ist zwar sehr selten, aber ein beeindruckender Beweis für die pharmakologische Wirkung des Nährstoffes.

Die Lippen-Kiefer-Gaumenspalten, wie Ärzte sie nennen, treten in manchen Familien gehäuft auf. Höchstwahrscheinlich entstehen sie durch Störungen im Stoffwechsel und der Sauerstoffversorgung des Ungeborenen. Um diese Mißbildungen zu verhindern, behandelten unter anderem Ärzte der Charité-Klinik in Berlin Frauen, die mit diesem Risiko behaftet waren, auf ungewöhnliche Weise: Sobald die Schwangerschaft feststand, nahmen sie täglich Vitamin B$_1$ – außerdem Folsäure und Eisen – hochdosiert zu sich, und zwar bis zum Ende des dritten Schwangerschaftsmonats. Diese einfache Maßnahme hatte großen Erfolg. Von insgesamt 132 Frauen brachten 130 ganz gesunde Kinder ohne jede Spaltbildung zur Welt – eindeutig mehr, als ohne diese Vorbeugung mit Vitaminen zu erwarten gewesen wären.

Während der Schwangerschaft sollte man neben Eisen und Folsäure auch Vitamin B$_1$ zu sich nehmen

Unter den Erwachsenen könnte Vitamin B$_1$ vor allem den etwa drei Millionen Bundesbürgern helfen, die als alkoholabhängig gelten. Sie sind nämlich nicht nur von der beschriebenen Polyneuropathie bedroht. Bei ihnen nimmt auch das Gehirn Schaden, was sich durch Lähmung der Augenmuskulatur mit Doppeltsehen und Augenzittern ausdrückt; hinzu kommen Verlust der Reflexe, Bewußtseinsstörungen, schlimmstenfalls der Tod. Diese »Wernicke-Enzephalopathie« läßt sich im Frühstadium durch Vitamin B$_1$ hochdosiert beseitigen. Damit sie erst gar nicht entstehen, plädieren amerikanische Mediziner für eine besondere Form der Vorbeugung: Vitamin B$_1$ soll alkoholischen Getränken zugesetzt werden.

Vitamin B$_2$: Wirkt in den Augen

Vitamin B$_2$ (= Riboflavin) ist ein aktivierendes Coenzym für die Energiegewinnung aus Fetten, Kohlehydraten und Eiweiß. Es hilft bei Migräne. Neuere Forschungen geben Grund zur Annahme, daß Vitamin B$_2$ beispielsweise erforderlich ist, um im Darm genü-

Wem es an Vitamin B2 mangelt, der kann schlimmstenfalls erblinden

gend Eisen aus den Nahrungsmitteln aufzunehmen und dadurch die Leistungsfähigkeit des Menschen zu erhalten. Seine vorbeugende Wirkung beweist sich an den Augen. Denn anhaltender Mangel an Vitamin B2 führt zur Trübung der Linsen, schlimmstenfalls zu Erblindung durch den »Grauen Star«. Vitamin B2 schützt die Umhüllung der Nerven.

Vitamin B3: Bessert Durchblutungsstörungen

Nikotinamid senkt einen erhöhten Cholesterinspiegel und schützt somit vor dessen gravierenden Folgen

Niacin (Nikotinamid/Nikotinsäure = Vitamin B3) hat anderen Nährstoffen gegenüber einen großen Vorteil: Es ist bereits weitgehend als Medikament anerkannt. Aufgrund der sehr verschiedenen Wirkungen wird es auch gegen unterschiedliche Erkrankungen angewendet.

Bei Störungen im Fettstoffwechsel senkt Nikotinamid den erhöhten Cholesterinspiegel im Blut, schützt dadurch vor Arteriosklerose und deren Folgen, Herzinfarkt, Schlaganfall, Nierenversagen. Diese Wirkung beruht hauptsächlich auf einer sogenannten Lipolysehemmung: Aus dem Fettgewebe werden weniger Triglyceride (das ist eine bestimmte Art von Fetten) freigesetzt, so daß deren Werte im Blut absinken und auch die Leber weniger Cholesterin aufbaut.

Durchblutungsstörungen bekämpft Nikotinamid, indem es die Blutgefäße erweitert. Dieser vasodilatorische Effekt ist besonders wirksam, wenn die Arterien durch Krämpfe der Gefäßmuskulatur verengt sind und das dahinterliegende Gewebe deshalb nicht mehr ausreichend mit Sauerstoff versorgt wird. Das ist zu Beginn einer Migräne ebenso der Fall wie beim sogenannten Morbus Raynaud, der ebenfalls überwiegend Frauen betrifft: Die Finger werden erst weiß, dann blau und rot, was mit Kribbeln und Schmerzen verbunden ist. Solche Spasmen treten jedoch auch im Umfeld von arteriosklerotischen Stenosen auf (das sind Verengungen der Blutgefäße durch »Verkalkung«); sie können Ursache der heftigen Wadenschmerzen beim »Raucherbein« sein.

Bei Lebererkrankungen benötigt das Organ viel mehr von den Enzymen NAD und NADP, um mit deren Hilfe zerstörte Zellen zu erneuern. Nikotinamid stellt sich in Form dieser beiden Coenzyme der Leber dafür zur Verfügung.

Weil das Vitamin ein derart wirksames Medikament ist, wird vor einer Selbstbehandlung damit gewarnt. Es gehört in die Hand des Arztes. Denn Nikotinamid kann – wie alle anderen wirksamen Medikamente auch – unerwünschte Nebenwirkungen haben, etwa plötzliches Rot- und Heißwerden der Haut (= Flush) durch eine übermäßige gefäßerweiternde Wirkung; andere negative Auswirkungen können Gastritis und Leberschäden sein.

Das Arzneimittel »Nikotinamid« sollte nur unter ärztlicher Kontrolle eingenommen werden

Vitamin B5: Läßt die Haut besser heilen

Pantothensäure (= Vitamin B5) gilt zu Recht als »Hautvitamin«. Wird sie als Präparat eingenommen oder mit Creme aufgetragen, fördert sie das Wachstum neuer Epithelzellen in der Oberhaut und die Bildung von Granulat als Narbengewebe. Weil das die Heilung von Wunden beschleunigt, wird Vitamin B5 bei der Behandlung von Verletzungen und Verbrennungen genutzt – auch bei einem schweren Sonnenbrand.

Äußerlich angewandt schützt Pantothensäure die Haut vor Entzündungen und beschleunigt die Heilung von Wunden

43

Pantothensäure wird zudem als »Antistreß-Vitamin« gelobt. Diese Bezeichnung ist aus Versuchen in den USA abgeleitet worden. Sie ergaben, daß bei besonderen Belastungen die Drüsen der Nebennieren nur dann genügend Hormone wie Cortison produzieren, wenn ihnen auch genügend von dem Vitamin B_5 zur Verfügung steht. Als Nutzen für die Praxis wurde gefolgert, daß etwas mehr Pantothensäure hilft, mit Mehrbelastungen bei Streß besser fertig zu werden. Es kann auch bei brennenden, unruhigen Füßen helfen.

Vitamn B_5 macht fit und steigert die Konzentrationsfähigkeit

Vitamin B_6: Befreit von Frauenleiden

Vitamin B_6 (= Pyridoxin) spielt als Bestandteil von mehr als 60 Enzymsystemen eine eminent wichtige Rolle beim Stoffwechsel vom Eiweiß und der Aminosäuren. Zudem ist es von großem therapeutischem Nutzen in der Orthomolekularen Medizin. Am besten dokumentiert ist seine Wirkung gegen sogenannte Frauenleiden.

Vitamin B_6 hilft gegen das Prämenstruelle Syndrom

Das Prämenstruelle Syndrom (= PMS) ist ein Paradebeispiel dafür. Fast jede zweite Frau, die keine Anti-Baby-Pille anwendet, leidet darunter. Unter Depressionen, Reizbarkeit, Schlaflosigkeit und Lethargie, auch unter Kopfschmerzen, Schwindelgefühl, Brustspannen und Ödemen, die periodisch in der zweiten Hälfte vom Menstruationszyklus auftreten und nach Einsetzen der Regelblutung wieder vergehen – leider nur für kurze Zeit.

Die Ursache des PMS ist nicht genau geklärt; höchstwahrscheinlich beruhen die Beschwerden auf einer Störung der sogenannten Neurotransmitter, die Signale von Nerv zu Nerv übertragen. Als Gegenmittel bewährt hat sich Vitamin B_6, das über das Coenzym PALP maßgeblich beteiligt ist an der Herstellung dieser Überträgersubstanzen.

Eine Probe aufs Exempel machten britische Mediziner. Sie behandelten PMS-Patientinnen ausschließlich mit diesem Vitamin, allerdings sehr hoch dosiert. Bei nahezu allen zeigte es Wirkung, insbesondere gegen Depressionen, Ödeme, Reizbarkeit, Kopfschmerzen, Brustspannen. An die 60 Prozent der Frauen sind seitdem geheilt vom Prämenstruellen Syndrom; bei weiteren 20 Prozent ist es wesentlich erträglicher geworden.

Gegen Migräne ist Vitamin B_6 ebenfalls hilfreich. Regelmäßig zur Vorbeugung eingenommen, verringert es die Häufigkeit der Anfälle und mindert deren Beschwerden, falls sie dennoch auftreten. Auch diese Wirkung soll über einen normalisierenden Einfluß auf Neurotransmitter im Nervensystem zustande kommen, vermutlich auf Serotonin.

Regelmäßige Einnahme von Vitamin B_6 beugt Migräne-Anfällen vor

Das sogenannte Karpaltunnel-Syndrom ist eine Krankheit, die überwiegend bei Frauen in den mittleren Jahren auftritt. Es entsteht, wenn ein Nerv im Handgelenkstunnel eingeklemmt wird; das führt zu Mißempfindungen wie Prickeln, Kribbeln, Pelzigsein in den drei äußeren Fingern, zu Schmerzen in der ganzen Hand und schließlich zu einer gewissen Steifheit. Bislang half dagegen nichts anderes als eine Operation, die den eingeklemmten Nerv vom Druck befreite. Sie ist heute erst dann nötig, wenn folgende Behandlung fehlschlägt: Mindestens zwölf Wochen lang täglich Vitamin B_6 in einer Dosierung von 50 bis 300 Milligramm (das ist das 25- bis 150fache des normalen Bedarfs). Dadurch bessert sich das Nervenleiden häufig ebenso gut wie durch eine Operation, versicherte Pro-

Vitamin B_6 erspart sogar Operationen

fessor John Marion Ellis aus Mt. Pleasant (US-Bundesstaat Texas) auf einer speziellen »Vitamin B$_6$-Konferenz«, zu der die New Yorker Akademie der Wissenschaften Mediziner aus aller Welt eingeladen hatte.

Auf diesem Treffen der Experten wurde außer den genannten Anwendungen zur Therapie noch eine Möglichkeit zur Vorbeugung bekannt: Zusätzliches Vitamin B$_6$ verringert die Ausscheidung von Oxalsäure über die Nieren und dadurch das Risiko, daß aus ihren Kristallen Nierensteine entstehen.

Vitamin B$_{12}$: Balsam für die Psyche

Das »Glückshormon« Vitamin B$_{12}$ bringt Freude und außerdem andere Vitamine in Schwung

Vitamin B$_{12}$ (= Cyanocobalamin) ist unabdingbar für ein gesundes Nervensystem und auch für ein normales Blutbild. Fehlt es an ihm, kommt es zu einer der klassischen Vitaminmangelkrankheiten, zur »perniziösen Anämie« mit einer Unzahl unreifer roter Blutkörperchen.

Einen neuen Stellenwert gewinnt ein Mangel an diesem Vitamin durch Untersuchungen amerikanischer Neurologen. Sie ergaben: Lange bevor Abweichungen im Blutbild erscheinen, treten neuropsychiatrische Störungen auf. Bereits ein sehr geringes Defizit führt zu Schwächezuständen, Stimmungsschwankungen, Gedächtnisverlust, Veränderungen der Persönlichkeit, Erschlaffung der Muskulatur und Bewegungsstörungen der Gliedmaßen. Weil sehr viele Patienten über solche Beschwerden klagen und weil Ärzte allzu häufig die Ursache dafür nicht entdecken können, wird empfohlen, ungeklärte Symptome dieser Art allemal mit Vitamin B$_{12}$ zu behandeln. Das kann nur helfen – Komplikationen selbst durch stärkere Überdosierungen sind äußerst selten. Solch ein Mangel droht vor allem Menschen mit einem kranken Magen, der zudem durch eine Operation verkleinert oder im Laufe des Alters verändert worden ist. Infolgedessen wird von seiner Schleimhaut weniger vom »intrinsic factor« abgesondert, ohne den kein Vitamin B_{12} aus der Nahrung durch die Darmwand ins Blut aufgenommen werden kann. Dieser Mangel an dem Faktor aus dem Magen ist auch die eigentliche Ursache für die perniziöse Anämie, die früher stets tödlich endete. Heute ist mit ihr ein quasi normales Leben möglich, wenn das fehlende Vitamin B_{12} regelmäßig direkt ins Blut injiziert wird. In diesem Zusammenhang eine Entwarnung: Es stimmt zwar, daß Frauen, die regelmäßig die Anti-Baby-Pille einnehmen, einen niedrigen Vitamin-B_{12}-Spiegel im Blut haben; es wird mehr davon verbraucht, um die Östrogenhormone abzubauen. Es ist aber bis heute kein einziger Fall von perniziöser Anämie bekannt, der auf diese Wirkung der »Pille« zurückzuführen ist. Wahrscheinlicher ist, daß neuropsychiatrische Symptome eher auftreten.

Menschen mit einem kranken Magen leiden häufig an einem Vitamin-B_{12}-Mangel

Folsäure: Die Pille zur »Pille« und Schutz fürs Herz

Folsäure ist im Körper eng verbunden mit dem Vitamin B_{12}. Mangelt es an dem einen, fehlt häufig auch das andere und das führt zu sehr ähnlichen Folgen; Mangel an reifen roten Blutkörperchen gehört ebenso dazu wie die neuropsychiatrischen Beschwerden. Mit Folsäure ist, wie jüngste Untersuchungen ergaben, ein Teil der deutschen Bevölkerung schlecht versorgt. Eine Ursache dafür kann ebenfalls die Anti-Baby-Pille

Folsäure und das Vitamin B_{12} sind Bestandteile von Enzymen, welche die Bildung neuer Zellen im Körper ermöglichen

sein, wenngleich auf andere Weise: Ihre Östrogenhormone hemmen die Aufnahme von Folsäure im Dünndarm, vermindern ihre Verwertung und beschleunigen ihren Abbau. Bis zu 40 Prozent der Frauen, welche die »Pille« einnehmen, sollen deshalb zuwenig Folsäure im Blut haben. Ihnen wird geraten, täglich nicht nur ein Medikament einzunehmen, sondern zwei: zuerst die Pille mit den empfängnisverhütenden Hormonen, dann eine Tablette mit Folsäure (Folarell, aus der Apotheke).

Ein Mangel an Folsäure und Vitamin B$_{12}$ kann sogar zu Unfruchtbarkeit führen

Das hat noch einen anderen guten Grund. Mangel an Folsäure, verbunden mit dem an Vitamin B$_{12}$, kann zu Störungen der Funktion der Eierstöcke führen, sogar in relativ kurzer Zeit zu Unfruchtbarkeit. Dieser wenig bekannte Zusammenhang könnte die Ursache dafür sein, daß manche Frauen nach Absetzen der Anti-Baby-Pille sehr lange auf ihr Wunschkind warten müssen. Eine vorsorgliche Zufuhr von Folsäure kann das verhindern. Sie wird von der Weltgesundheitsorganisation ohnehin empfohlen, wenn eine Frau schwanger ist. Dann nämlich steigt ihr Bedarf an Folsäure um 100 Prozent. Er kann allein durch die Ernährung nicht sicher gedeckt werden, weil bei der Zubereitung viel von dem Vitamin zerstört und weil aus dem Darm nur ein Teil davon aufgenommen wird. Tägliche Zufuhr von Folsäure ist erforderlich für Mutter und Kind, verhindert Fehlgeburten und möglicherweise auch Mißbildungen wie Spina bifida (das ist ein nicht geschlossener Spalt in der Wirbelsäule).

Folsäure verhindert Fehlgeburten und Mißbildungen an der Wirbelsäule des Babys

Zuwenig Folsäure begünstigt Arteriosklerose, Herzinfarkt und Schlaganfall

Jüngsten Erkenntnissen der medizinischen Grundlagenforschung zufolge hat das Vitamin Folsäure (auch Folat genannt) eine weitere große, zuvor kaum beachtete Bedeutung: Es wirkt gegen Arteriosklerose von Anfang an und kann deshalb viel dazu beitragen, Herzinfarkt und Schlaganfall zu verhindern.

48

Das ist besser zu verstehen, wenn man den Begriff »Homocystein« etwas näher kennt. Dabei handelt es sich um eine Substanz, die ständig im Körper selbst als ein Zwischenprodukt im Stoffwechsel von Aminosäuren entsteht. In größeren Mengen ist Homocystein ein eigenständiger Risikofaktor für die Arteriosklerose, der noch früher und noch stärker schädigend wirkt als das bekannte Cholesterin und der dabei unabhängig ist von anderen Risikofaktoren wie Rauchen, Bluthochdruck, Übergewicht. Damit diese Gefahr erst gar nicht aufkommt, muß das Homocystein im Körper umgehend wieder abgebaut oder umgewandelt werden. Dafür ist vor allem Folat – in Kombination mit den Vitaminen B_6 und B_{12} – erforderlich.

Mangelt es an diesen Vitaminen, steigt der Gehalt von Homocystein im Blut und mit ihm das Risiko, einen Herzinfarkt zu erleiden um das drei- bis vierfache, wie Untersuchungen in den USA ergeben haben. Glücklicherweise ist dieser Risikofaktor durch Zufuhr der Vitamine ebenso einfach wie erfolgreich zu beseitigen, wie die guten Erfahrungen mit der speziellen »Gefäßtherapie« an der Schwarzwald Privatklinik Obertal bestätigen.

Ihr Schwerpunkt sind Injektionen mit einer Kombination aus dem Vitamin-B-Komplex B_{12}, B_6, B_1 und einem relativ großen Anteil von Folat (mit Folarell und Novirell B). Bereits innerhalb von vier Wochen kann so ein erhöhter Homocysteinspiegel soweit gesenkt werden, daß die Gefahr für die Gefäße deutlich verringert ist. Um zu verhindern, daß er nach der Gefäßtherapie wieder zu hoch ansteigt, nimmt künftig der Patient täglich eine Brausetablette (Vicoferell, rezeptfrei, Apotheke) mit dem Vitamin-B-Komplex und Folat sowie mit Vitamin C in der erforderlichen Dosis ein.

Ein erhöhter Homocysteinspiegel kann innerhalb von vier Wochen gesenkt werden

49

Biotin: Macht Fingernägel hart

Biotin war jahrelang eine unbekannte Größe. Man wußte von diesem Vitamin – das zur B-Gruppe gerechnet wird – nur soviel, daß Genuß von rohen Eiern nicht schadet, solange der Körper über genügend Biotin verfügt. Mittlerweile ist bekannt, daß es in jeder Zelle vorhanden und dort an lebenswichtigen Prozessen des Stoffwechsels beteiligt ist; das macht Biotin zu einem Mittel der Orthomolekularen Medizin.

Biotin wandelt Nahrungsmittelenergie in Körperenergie um

Bakterien im Darm produzieren Biotin für den Eigenbedarf; der Rest wird Nahrungsmitteln entnommen, die reichlich davon enthalten – Leber, Niere, Eigelb, Sojabohnen, Haferflocken, Weizenkeime, Karotten. Ein Mangel daran ist deshalb selten. Er macht sich an der Haut und deren Anhangsgebilden bemerkbar durch Entzündungen und Ekzeme, Haarausfall und brüchige Fingernägel. Auch Talgdrüsen, Blutzellen, Nervengewebe werden in Mitleidenschaft gezogen.

Sehr viel Biotin konnte in Krebsgeschwülsten nachgewiesen werden. Dieser Befund gab Anlaß zu einem ungewöhnlichen Therapieversuch: Die Patienten verzehrten große Mengen von Eiklar, für dessen Verstoffwechslung viel Biotin benötigt wird; dadurch sollte das Vitamin den Tumoren entzogen und deren Wachstum gehemmt werden. Diese Wirkung blieb leider aus, es traten sogar weitere Gesundheitsstörungen auf.

Fünf Verwandte der B-Vitamine

Soweit die B-Vitamine, die von der Wissenschaft anerkannt sind. Daneben gibt es noch Substanzen, die in vielerlei Hinsicht sehr enge Verwandte sind.

50

Cholin ist der aktive Faktor vom Lezithin, das von der Leber hergestellt wird. Als solcher ist es beteiligt am Aufbau von Zellen, auch in den »kleinen grauen Zellen« des Gehirns enthalten. Es unterstützt den Stoffwechsel der Fette, verhindert deren Ablagerungen in Leberzellen und Arterienwänden, wirkt dadurch Fettleber und Arteriosklerose entgegen.

Cholin wird in der Leber hergestellt

Inosit gilt als ein »Wuchsstoff«. Ein Mangel daran führt zu Wachstumsstörungen und auch zu Haarausfall. Ein Mehr davon wird genutzt bei der Behandlung von Lebererkrankungen, Schlafstörungen, Angstzuständen.

Bioflavonoide (einst Vitamin P) sind Wirkstoffe aus Pflanzen in der Ernährung. Sie hemmen Entzündungen und allergische Reaktionen. Sie bewahren Vitamin C davor, zu früh oxidiert und dadurch unwirksam gemacht zu werden. Zu ihnen gehört auch das Rutosidum, das unter anderem die zarten Wände der Kapillaren stärkt.

Para-Amino-Benzoe-Säure (= PABA) ist ein wichtiger Bestandteil der Folsäure. Wegen einer Besonderheit wird sie eigens aufgeführt, als »Sonnenschutz-Vitamin«. PABA ist nämlich ein guter Filter, der auf empfindliche Haut aufgetragen wird und diese vor Schäden durch die ultraviolette Sonnenstrahlung bewahrt. In höheren Dosen soll das Vitamin heilsam sein gegen Ekzeme und gegen die »Weißfleckenkrankheit« Vitiligo, bei der an umgrenzten Stellen der Haut die Pigmente fehlen. Zudem ist PABA ein Konservierungsstoff, der viele positive Eigenschaften hat und nicht überwiegend negative wie andere Substanzen dieser Art.

Ausreichend Para-Amino-Benzoe-Säure erspart erhebliche Kosten für Sonnencreme

Vitamin B_{15} (= Pangamsäure) wurde erst im Jahre 1950 entdeckt. Seine wichtigste Wirkung beruht darauf, daß es den Sauerstoffumsatz in Gewebezellen anregt. Das hilft beispielsweise der Leber, besser mit Giften sowie

Vitamin B_{15} regt den Sauerstoffumsatz an

mit Zellschäden bei Hepatitis und Zirrhose fertig zu werden. Das verbessert auch bei Durchblutungsstörungen im Herzmuskel die Sauerstoffversorgung von Zellen derart, daß die Schmerzen der Angina pectoris, die ja durch Mangel an Sauerstoff ausgelöst werden, seltener und schwächer werden können.

Vitamin C: Immer neue Nutzen

Was Vitamin C betrifft, müssen alte Lehrbücher zum großen Teil neu geschrieben werden. Erfahrungen, Versuche, Forschungsarbeiten haben in den letzten Jahren das Wissen darüber verändert und erweitert.

Der Organismus braucht 100 bis 200 Gramm Milligramm Vitamin C täglich, um seine Gesundheit erhalten zu können

Das beginnt bereits beim täglichen Bedarf, also mit der Angabe, wieviel Vitamin C der Organismus benötigt, um alle Aufgaben erfüllen und die Gesundheit erhalten zu können. 75 Milligramm pro Tag hält die Deutsche Gesellschaft für Ernährung noch immer für ausreichend. Dieser Wert ist überholt. Er stammt noch aus der Zeit, in der als Maßstab die Verhütung von Skorbut galt, von Schäden am Bindegewebe mit Blutungen und Zahnausfall. 100 bis 200 Milligramm pro Tag halten heute Experten für erforderlich, um den täglichen Bedarf an Vitamin C zu decken. Denn seine Funktionen sind vielfältiger, als vor Jahrzehnten bekannt gewesen ist.

Vitamin C ist zwar nach wie vor ein klassisches Vitamin, unverzichtbar für verschiedene Enzyme und damit für den Ablauf vieler lebenswichtiger Prozesse. Vitamin C gewinnt aber zunehmend Bedeutung als sogenanntes Antioxidans und ist als solches ungemein wichtig zur Verhütung von Krankheiten.

Simpel erklärt: Es fängt stark oxidierende Substanzen

– die bereits beschriebenen Freien Radikale – ab und reduziert Schäden von Zellen und Geweben. Diese Aufgabe teilt es sich mit Beta-Carotin und Vitamin E. Jedes wirkt auf seine Weise, Vitamin C offensichtlich besonders gut. Das läßt sich aus einem Versuch amerikanischer Biochemiker schließen. Sie filterten aus einer Blutprobe dieses Vitamin ganz heraus, beließen Vitamin E. Sobald das »große C« fehlte, stürzten sich Freie Radikale auf Erbmaterial, Eiweißstoffe, Blutfette und richteten nachweisbar Schäden an; das endete schlagartig, als der Blutprobe wieder Vitamin C zugesetzt worden war.

Vitamin C geht im Kampf mit den Freien Radikalen immer als Sieger hervor

Diese antioxidative Wirkung ist der gemeinsame Nenner für viele Aktivitäten vom Vitamin C. Von großer Wichtigkeit sind die Stärkung des Immunsystems und der Schutz vor Krebsauslösern, das Entgiften von Zigarettenrauch und das Beseitigen von Schadstoffen aus der Umwelt. Auf dieselbe Weise vermag Vitamin C auch, die Trübung der Augenlinsen durch den »Grauen Star« zu verhüten und das Fortschreiten der »Schüttellähmung« beim Parkinson-Syndrom zumindest zu verzögern.

Wer regelmäßig Vitamin C zu sich nimmt, stärkt sein Immunsystem und schützt sich vor Krebsauslösern

Für die Funktion als Antioxidans sind 75 Milligramm Vitamin C nicht genug; mindestens die doppelte Dosis pro Tag ist erforderlich, wie anhand der Daten aus dem Versuch mit der Blutprobe errechnet wurde.

Wer regelmäßig soviel Vitamin C zu sich nimmt, der verringert sein Risiko, an Krebs zu erkranken; in noch höherer Dosierung hilft es Krebskranken, die Nebenwirkungen der Therapie mit Medikamenten und Bestrahlungen besser zu ertragen und unterstützt den Körper dabei, wieder gesund zu werden. Das ist der neuentdeckten Funktion als Antioxidans ebenso zu verdanken wie seiner Wirkung als klassisches Vitamin. Es wirkt nämlich über vier sehr verschiedene Mechanismen gegen Krebs.

Zitrusfrüchte, Hagebutte, Paprika und Kartoffeln sind besonders reich an Vitamin C

• Erstens: Es fängt Freie Radikale ab. Deshalb bleibt die äußere Membran der Zellen stabil, krebserregende Substanzen (= Cancerogene) können nicht bis zum Erbmaterial im Zellkern vordringen.

• Zweitens: Es verhindert, daß im Körper selbst Cancerogene entstehen. Am besten belegt ist das am Beispiel der sogenannten Nitrosamine. Ein Ausgangsstoff für sie ist Nitrat, das über Pökeln von Fleisch und Kunstdünger der Pflanzen ins Essen gelangt und von Bakterien im Speichel in Nitrit umgewandelt wird; der andere sind Amine, die als Bestandteile vom Eiweiß in Lebensmitteln enthalten sind. Sowohl Nitrat als auch Amine sind für sich harmlos. Treffen sie jedoch im Magen zusammen, entstehen aus ihnen die hochgiftigen Nitrosamine – falls nicht genügend Vitamin C zur Stelle ist, um diesen Vorgang zu unterdrücken. Ein Beweis für Krebsschutz auf diese Weise ist durch Erhebungen des Deutschen Krebsforschungszentrums Heidelberg dokumentiert: In den vier Regionen Bayerns, in denen überdurchschnittlich viele Patienten an Magenkrebs erkranken, nehmen die Bewohner unterdurchschnittlich viel Vitamin C zu sich.

• Drittens: Es verstärkt die Tätigkeit bestimmter Enzyme in der Leber, die Giftstoffe abbauen – auch krebserregende Substanzen.

• Viertens: Vitamin C aktiviert die Zellen des Immunsystems stärker und hält sie länger in Funktion, indem es die Freien Radikale von ihnen abhält. Deshalb können die sogenannten Phagozyten und Lymphozyten die Krebszellen, die immer wieder im Körper jedes Menschen entstehen, sofort zerstören und verhindern, daß sie zu einer bösartigen Geschwulst wuchern.

Dieser Grundsatz von der immunstimulierenden Wirkung des Vitamin C war lange Zeit umstritten. Heute gibt es genügend Beweise dafür; auch dafür, daß Vitamin C in hoher Dosierung vor einer Erkältung schützen kann.

Einer der letzten diesbezüglichen Versuche wurde an der Universität des amerikanischen Bundesstaates Wisconsin durchgeführt. Die Testpersonen nahmen zur »Grippezeit« viermal täglich jeweils 500 Milligramm Vitamin C zu sich, insgesamt zwei Gramm. Die eine Hälfte von ihnen war nun gefeit gegen Viren, blieb ganz gesund. Die andere Hälfte bekam zwar eine Erkältung, hatte aber viel weniger unter Schnupfen zu leiden und wurde schneller gesund als die Angehörigen einer Vergleichsgruppe, die kein Vitamin C erhalten hatten – und allesamt erkältet waren.

Wer in Grippezeiten Vitamin C zu sich nimmt, ist besser gefeit gegen Viren

Diese Stimulierung des Immunsystems bewährte sich in weitaus ernsteren Fällen. So erhielten Patienten mit Infektionen durch unbekannte Viren derart hohe Dosen von Vitamin C, daß sie zwar Durchfall bekamen, aber bald wieder geheilt waren. Und AIDS-Kranken, deren Immunsystem darniederliegt, bietet dieselbe Vitamin-Therapie Anlaß zu einer gewissen Hoffnung, nicht Opfer von ansonsten harmlosen »opportunistischen Keimen« zu werden, die bei ihnen unter anderem schwerste Pilzerkrankungen und tödliche Lungenentzündungen auslösen.

Die Liste der Verdienste vom Vitamin C um die Gesundheit des Menschen ist sehr viel länger. Die meisten von ihnen sind zur Selbstverständlichkeit geworden, einige Wirkungen sollten hervorgehoben werden. Vitamin C ist unersetzlich für den Aufbau vom Kollagen, das mit Knochen, Knorpel, Zahnbein, Bindegewebe gewissermaßen das Gerüst des menschlichen

Die Liste der Verdienste von Vitamin C ist unendlich lang

Körpers bildet. Mangel daran läßt die Wände der Blutgefäße brüchiger werden; eine Folge dessen ist Zahnfleischbluten als bekanntestes Symptom der klassischen Vitamin-C-Mangelkrankheit Skorbut. Darüber hinaus werden alle Gewebe im Körper durchlässiger, was den Menschen anfälliger macht für Infektionen, Arthritis, Krebs.

Vitamin C verbessert die Blutfette. Männer, die dreimal täglich jeweils ein Gramm davon einnahmen, hatten nach drei Wochen weniger von dem schädlichen LDL-Cholesterin, das sich in den Arterien ablagert, dafür mehr von dem nützlichen HDL-Cholesterin im Blut, das einer Arteriosklerose entgegenwirkt und Ablagerungen sogar teilweise wieder rückgängig machen kann. Der Ansatzpunkt für diese Wirkung als »selektiver Cholesterinsenker« liegt in der Leber. Vitamin C aktiviert hier ein Enzym, das mehr Blutfette in Gallensäuren umwandelt. Außerdem regeneriert es Vitamin E, das bei der Abwehr Freier Radikale oxidiert worden ist.

Wer regelmäßig Vitamin C einnimmt, der kann mit weniger Beschwerden durch die Pollenzeit kommen

Vitamin C wirkt einer Allergie entgegen. Als ein natürliches Antihistaminikum fördert es den Abbau des Gewebshormons Histamin, das die typischen Symptome auslöst. Weil diese Wirkung in den oberen Atemwegen am besten ist, kann in leichteren Fällen von Heuschnupfen das regelmäßige Einnehmen von Vitamin C genügen, um ohne verstopfte Nase und jukkende Augen durch die Pollensaison zu kommen.

Vitamin C entgiftet den Zigarettenrauch. Es macht darin enthaltene Substanzen wie Zyanide, Formaldehyd, Acetaldehyd, Nitrosamine teilweise unschädlich und hilft dadurch, die Atemwege gesund zu erhalten. Das ist sicher nur einer der Gründe dafür, warum Raucher viel mehr von diesem Vitamin verbrauchen; die anderen werden in einer Steigerung des Stoffwechsels und in zusätzlicher Bildung von Streßhormonen vermutet. Tatsache ist: Je mehr Zigaretten ein Mensch raucht, desto größer ist sein Defizit an Vitamin C und desto dringlicher eine vermehrte Zufuhr davon – am besten mit entsprechenden Präparaten, weil aus der Nahrung allein dieser Mehrbedarf nicht sicher zu decken ist.

Vitamin C schützt nicht nur vor Infektionen, sondern hilft auch, deren Folgen zu bekämpfen. Ein Beispiel dafür ist die Behandlung von Hepatitis B. Bei dieser Form von Leberentzündung hat es erwiesenermaßen eine stabilisierende Wirkung: Solange Vitamin C in hohen Dosen zugeführt wird, schützt es Leberzellen vor der Zerstörung; sobald es abgesetzt wird, gehen viel mehr von ihnen zugrunde.

Vitamin C schützt vor Infektionen und befreit den Körper von Schadstoffen

Vitamin C befreit den Körper von Schadstoffen aus der Umwelt. Unter anderem von Blei, das schon in relativ geringen Mengen verschiedenste Beschwerden bewirkt, wie Schmerzen im Rücken und in Gelenken, auffällige Blässe des Gesichtes, Verstopfung, Menstruationsstörungen, Schlaflosigkeit, erhöhte Anfälligkeit für Infektionen. Gegen dieses Umweltgift hilft Vitamin C gleich zweifach gut. Direkt, indem es mit dem Blei vom Körper ausgeschieden wird. Indirekt, indem es die Aufnahme von Eisen vermehrt, wodurch im Gegenzug das Ablagern von Blei und auch von Cadmium verringert wird.

Übrigens: Die Verbesserung der Resorption von Eisen durch Vitamin C ist besonders nützlich für Frauen mit einem Mangel an diesem Spurenelement. Außer Eisen-Tabletten zu schlucken, sollten sie auch Vitamin C einnehmen. Es verändert im Darm die Chemie des Eisens, überführt es von einer dreiwertigen in die zweiwertige Form, von der ein Mehrfaches ins Blut gelangt.

Es sind hauptsächlich diese prophylaktischen und therapeutischen Wirkungen, die Vitamin C so wertvoll machen für die Orthomolekulare Medizin. Erleichtert wird seine Anwendung durch das Fehlen bedenklicher Nebenwirkungen – einmal abgesehen vom leicht abführenden Effekt, der durch eine irritierende Wirkung auf den Darm zustande kommt, jedoch mild und harmlos ist. Die einzige Ausnahme von dieser Regel betrifft Menschen mit gestörter Nierenfunktion; Oxal als ein Stoffwechselprodukt vom Vitamin C könnte bei ihnen Nierensteine bilden. Ansonsten sind selbst Megadosen von zehn Gramm und mehr pro Tag erwiesenermaßen unschädlich. Vitamin C ist wasserlöslich – was zuviel für den Körper ist, das scheidet er mit dem Urin wieder aus.

Ein Zuviel an Vitamin C scheidet der Körper mit dem Urin wieder aus

Vitamin D: Für die Knochen, gegen Krebs

Das Vitamin D kennen alle Mütter. Kleinkinder erhalten es vorbeugend, damit sie nicht an Rachitis erkranken, keine verkrümmte Wirbelsäule und keine O-Beine davontragen. Dieses Vitamin reguliert nämlich den Gehalt von Calcium und Phosphat im Blut und sorgt dafür, daß für die Knochen stets genügend Baustoff zur Verfügung steht. Es wird entweder in Form einer Stoßtherapie in der sechsten Woche oder im sechsten Monat verabreicht oder das ganze erste Lebensjahr hindurch. Diese Prophylaxe kann, muß jedoch nicht unbedingt während der Wintermonate des zweiten Lebensjahres fortgesetzt werden. Denn wenn die Sonne seltener scheint, besitzt der Körper auch weniger Vitamin D. Diese Tatsache erklärt sich aus seiner Entstehung. Das Vitamin wird nicht nur mit Nahrungsmitteln wie Eier

Vitamin D schützt vor einer verkrümmten Wirbelsäule und O-Beinen

und Fisch (Lebertran!) aufgenommen, sondern vom Körper selbst gebildet. Das geschieht in einer Art Kettenreaktion. Sie beginnt in der Haut, wo die Ultraviolett-Strahlung der Sonne aus einem Abkömmling vom Blutfett Cholesterin eine Vitamin-Vorstufe bildet; sie führt über die Leber, in der diese Verbindung umgewandelt wird, und endet in der Niere, in der die eigentlich wirksame Form entsteht – das 1,25 Dihydroxy-Vitamin D_3. Wer Vitamin D sagt, der meint diese Substanz.

Schwangere und ältere Frauen sollten ausreichend mit Vitamin D versorgt sein

Sie sollte nicht nur Babys verabreicht werden. Auch deren Mütter haben sie nötig, weil sie während der Schwangerschaft mehr davon benötigen; nehmen sie derweil regelmäßig mehr Vitamin D zu sich, werden ihre Kinder gesunde Zähne mit festerem Schmelz haben und seltener unter Krämpfen leiden. Und ältere Frauen brauchen höhere Dosen, um dem gefürchteten Bruch des Oberschenkelhalsknochens zu entgehen. Bei vielen von ihnen sind ohnehin die Knochen nach den Wechseljahren brüchiger; zudem bildet die Haut im Alter weniger von der Vitamin-Vorstufe. Das bedingt Störungen im Stoffwechsel der Knochenzellen, begünstigt Knochenbrüche, wie die Untersuchung einer deutschen Universitätsklinik bestätigt: Allen alten Damen, die während des Winters mit einem Oberschenkelhalsbruch eingeliefert wurden, mangelte es an Vitamin D. Empfehlenswert für sie ist deshalb die gleiche Vorbeugung wie bei Neugeborenen: Zusätzlich Vitamin D einnehmen, zumindest in Herbst und Winter. Während der Einnahme ist eine regelmäßige Kontrolle des Calcium-Haushaltes notwendig.

Vitamin D kann noch viel mehr. Erst in den letzten Jahren wurde entdeckt, daß es pharmakologische Wirkungen im Sinne der Orthomolekularen Medizin hat.

59

Vitamin D senkt den erhöhten Blutdruck und reguliert das Wachstum von Zellen

Es kann mit einem seiner Abbaustoffe, mit dem Alphacalcidol, erhöhten Blutdruck senken. Es reguliert das Wachstum von Zellen, hemmt deren übermäßige Teilung; das macht es interessant als neue Möglichkeit zur Behandlung der Schuppenflechte sowie zur Vorbeugung und zur unterstützenden Therapie bestimmter Krebskrankheiten.

Anlaß gab ein Blick amerikanischer Mediziner auf eine Landkarte: Im sonnigen Süden der USA gibt es nicht einmal halb so viele Fälle von Darmkrebs wie in den trüberen Nordstaaten, in denen zudem Smog von der Industrie einen Teil der ultravioletten Strahlung von den Menschen abhält. Dieser »deutliche proportionale Zusammenhang zwischen Sonnenlicht und Kolonkarzinom«, wie man ihn nannte, beruht ganz offensichtlich darauf, daß Vitamin D nicht nur Rachitis verhindert, sondern auch Darmkrebs. Warum das gerade bei dieser Krebsart so eindeutig geschieht, wird zur Zeit nicht untersucht. Das Vitamin wirkt in den Zellen und verhindert dadurch, daß sie sich unkontrolliert teilen. Es optimiert das Zusammenspiel der Zellen untereinander. Dieses Mineral unterdrückt in der Haut entzündliche Reaktionen und bewirkt ähnliches bei Darmzellen, so daß diese nicht anomal reagieren auf Schadstoffe aus der Nahrung oder auf Giftstoffe von Bakterien, wenn die Zusammensetzung der »Darmflora« verändert ist.

Auch bei der Heilung von Brustkrebs hat Vitamin D eine unterstützende Wirkung

Von seiner unterstützenden Wirkung gegen Brustkrebs ist etwas mehr bekannt. In vier von fünf Fällen von Mammakarzinom tragen dessen entartete Zellen spezielle Empfangsstationen (= Rezeptoren) für das Vitamin D. Diesem Wink der Natur sind Wissenschaftler gefolgt. Zunächst mit In-vitro-Versuchen mit Krebszellen im Reagenzglas. Sie ergaben, daß sich das Molekül des Vitamins an die Rezeptoren auf der Oberfläche dieser Zellen anlagert, von dort aus sowohl die übermäßige Teilung hemmt als auch normales Wachstum fördert. Daraufhin folgten Versuche an Patientinnen, die sich freiwillig dazu bereit erklärt hatten. In ihnen bestätigte sich diese Wirkung: Von den Frauen, die nach Operation und Bestrahlung zusätzlich mit Vitamin D behandelt wurden, blieben mehr als 70 Prozent länger als zweieinhalb Jahre gesund (so lange ist die Studie gelaufen); von den Patientinnen, die nicht dieses Adjuvans erhielten, erlitten mehr als 60 Prozent einen Rückfall. Zur Zeit laufen weitere Untersuchungen, um Wirkung und Wert des Vitamins in dieser Anwendung noch genauer zu erforschen.

Die Psoriasis, die Schuppenflechte ist Folge einer Störung bei der Bildung von Zellen in der Haut. Sie teilen sich zu rasch, reifen nicht aus, lassen viel zu viele silbrigweiße Schuppen entstehen, die zusammen mit Hautrötungen den betroffenen Menschen entstellen können. Hier bietet Vitamin D bei weniger Nebenwirkungen einen neuen Therapieansatz: Es normalisiert Entwicklung und Reifung der Hautzellen, läßt Schuppen und Rötung verschwinden. Beweise dafür haben Dermatologen in Dänemark und in den USA bereits erbracht. Vitamin D, mit Creme aufgetragen oder in Kapseln eingenommen, verhalf binnen einiger Wochen den meisten Patienten zu einer reinen, schönen Haut; bei den anderen besserte sich deren Beschaffenheit eindeutig. Ein Versuch mit 150 Patienten läuft schon länger als vier Jahre, zu ihrer vollsten Zufriedenheit, ohne jegliche Nebenwirkungen. Heilen jedoch kann auch Vitamin D die Psoriasis nicht, weil deren Ursache unbekannt ist; wird das Medikament abgesetzt, erscheint sie deshalb nach kurzer Zeit wieder.

Gute Erfolge wurden mit Vitamin D bei der Behandlung der Schuppenflechte erzielt

So verlockend diese ebenso einfache wie wirkungsvolle Therapie der Hautkrankheit auch ist – sie muß vom Arzt verordnet und kontrolliert werden. Selbstmedikation mit Vitamin D kann zu Schäden führen. Ein Übermaß, mit Präparaten aufgenommen, macht sich anfangs durch Schwäche, Erbrechen, Durchfall bemerkbar; auf Dauer drohen Nierenschäden sowie Arterienverkalkung mit dem erhöhten Risiko eines Herzinfarkts. Beim Sonnenbaden dagegen entsteht kaum zuviel Vitamin D, wenngleich dem Körper sehr wenig Strahlung genügt, um seinen Bedarf daran zu decken: wer sich zwei- bis dreimal wöchentlich jeweils 10 bis 15 Minuten lang mit unbedecktem Gesicht, bloßen Händen und Unterarmen im Freien aufhält, der bekommt genug davon – selbst dann, wenn nicht einmal die Sonne scheint.

Vitamin E: Hält Herz und Arterien gesund

Die »Karriere« des Vitamin E ist typisch für so manches Heilmittel aus der Natur. Erst ein kaum beachtetes »Mauerblümchen«, zwischenzeitlich überschwenglich und teils unkritisch zum »Alleskönner« hochgelobt, endlich Gegenstand seriöser wissenschaftlicher Forschung. Deren Ergebnisse sind aufregend genug. Sie geben begründeten Anlaß zu der großen Hoffnung, daß Vitamin E die Arteriosklerose bereits in ihren Anfängen verhindern kann. Diese Wirkung ist besser zu verstehen, wenn man die daran Beteiligten und deren Anteil kennt.

Vitamin E kann aller Wahrscheinlichkeit nach sogar Arteriosklerose verhindern

• Das LDL-Cholesterin; LDL ist die Abkürzung von »low density lipoprotein«, was soviel bedeutet wie locker gepacktes Blutfett. Es ist im Körper eines jeden

Menschen vorhanden und bis zu einer gewissen Menge auch vonnöten. Ein zu hoher LDL-Cholesterinspiegel jedoch ist ein Risikofaktor für Arteriosklerose.

• Das Vitamin E. Als fettlösliches Vitamin schützt es vor allem die fetthaltige Membran, die jede Zelle einhüllt, und auch das LDL-Cholesterin vor den Attacken der schon häufig genannten Freien Radikale. Solange genügend vom Vitamin E vorhanden ist, bleibt das LDL-Cholesterin unverändert und der Mensch gesund. Mangelt es an diesem Vitamin, und ist zuviel vom LDL vorhanden, wird es von Freien Radikalen angegriffen. Mit diesem Cholesterin geschieht dasselbe wie mit jedem anderen Fett – es oxidiert und wird ranzig.

• Die Makrophagen, die als sogenannte Freßzellen ein wichtiger Bestandteil des Immunsystems sind. Sie sind vor allem zur Abwehr von Krankheitserregern und Schadstoffen bestimmt; wenn jedoch LDL-Cholesterin bei Mangel von Vitamin E verändert wird, stürzen sie sich auch auf dieses »ranzige Fett«. In ihrem Bemühen, es unschädlich zu machen, bilden sie zusätzlich Freie Radikale. So kommt ein Teufelskreis in Gang: Immer mehr Cholesterin wird ranzig, zieht immer mehr Makrophagen an; aus diesen entstehen immer mehr sogenannte Schaumzellen, die sich in die Innenwand von Arterien einlagern und mit denen die Arteriosklerose beginnt. Die Schaumzellen sind gewissermaßen die Grundsteine für Herzinfarkt, Raucherbein, Schlaganfall.

Ein Teufelskreis bei Vitamin-E-Mangel: Oxidiertes, »ranziges« Fett zieht Makrophagen an, die wiederum die Freien Radikale bilden

Diese Erkenntnis der Grundlagenforschung bestätigt ein Befund aus der Praxis: Menschen mit einem niedrigeren Vitamin-E-Spiegel haben ein viermal höheres Risiko, an der Koronaren Herzkrankheit zu sterben als solche mit reichlich Vitamin E im Blut. Die Wahrscheinlichkeitsrechnung stützt sich auf Daten aus dem »Monica«-Projekt der Weltgesundheitsorganisation (»Monica« steht für den englischen Begriff »monitoring cardiovascular diseases«, auf deutsch: »Überwachung von Herz-Kreislauf-Krankheiten«). Daran beteiligt sind Männer mittleren Alters aus 16 Staaten, aus der Bundesrepublik bis heute mehr als 6000 Männer aus Augsburg und Umgebung. Anhand ihrer Krankengeschichten und ihrer Blutwerte konnte ein noch differenzierterer Zusammenhang zwischen Vitaminmangel und den Folgen der Arteriosklerose nachgewiesen werden: Fehlt es einem Mann an Vitamin E und auch an Vitamin A, wird er mit 73 prozentiger Wahrscheinlichkeit einen Infarkt erleiden; kommt noch ein Mangel an Vitamin C und Beta-Carotin hinzu, steigt dieses Risiko auf 89 Prozent.

Ein zu hoher Cholesteringehalt im Blut bedeutet Gefahr für die Gesundheit

Vitamin E ist von größter Wichtigkeit für ein gesundes Herz. Wegen dieser Feststellung ist zwar die gängige Lipid-Theorie von der Entstehung der Arteriosklerose nicht überholt – ein zu hoher Cholesteringehalt des Blutes gilt unverändert als Gefahrenzeichen. Sie muß aber um einen Faktor erweitert werden: Zur Vorbeugung der Arteriosklerose kommt es nicht länger nur darauf an, erhöhte Blutfette und zu hohen Blutdruck zu senken, sondern auch für genügend Nährstoffe zu sorgen, insbesondere für Vitamin E. Erste Versuche in dieser Richtung hat es bereits gegeben. Bei Männern mit Hypercholesterinämie (so wird ein viel zu hoher Cholesteringehalt des Blutes genannt) erreichten Gaben von 1000 Milligramm Vitamin E pro Tag, daß weniger LDL-Cholesterin »ranzig« wurde und daß weniger Schaumzellen entstanden.

Übrigens: 1000 Milligramm sind mehr als das 80fache der Tagesdosis von Vitamin E, die von der Deutschen

Gesellschaft für Ernährung festgesetzt worden ist. Nach übereinstimmender Meinung der Experten auf diesem Gebiet ist sie für den menschlichen Organismus viel zu niedrig, um Arteriosklerose im Keim ersticken zu können. Sie empfehlen, viel mehr davon regelmäßig aufzunehmen (mit Tocorell, aus der Apotheke), zumal vom Vitamin E selbst in höheren Mengen keine gesundheitsgefährdenden Nebenwirkungen bekannt geworden sind.

Vorbeugung von Arteriosklerose ist der eine Nutzen vom Vitamin E. Der andere: Das Vitamin E ist auch dann noch eine gute Hilfe, wenn Blutgefäße bereits »verkalkt« sind. Wenn nicht mehr genügend Blut diese Engstellen passieren kann und deswegen das dahinterliegende Gewebe nicht mehr genügend Sauerstoff erhält, führt das im Herzen zur Angina pectoris und in den Gliedmaßen zu Claudicatio intermittens, auf deutsch: Raucherbein.

Wird dagegen Vitamin E hochdosiert vom Arzt verordnet, wirkt es mehrfach gut. Es verbessert die Fließeigenschaft des Blutes, so daß bislang starre rote Blutkörperchen sich wieder biegen und falten und leichter durch enge Kapillaren schlüpfen. Es ermöglicht Zellen, den Sauerstoff besser zu verwerten, so daß sie mit weniger davon auskommen. Es hindert Blutplättchen daran, miteinander zu verklumpen und so Thrombosen zu bilden, die verengte Blutgefäße vollends verschließen. Es senkt erhöhte Cholesterinspiegel und kann dadurch das Fortschreiten der Arteriosklerose hemmen.

Daß Vitamin E dank dieser Wirkungen als Medikament im Sinne der Orthomolekularen Medizin gegen arteriosklerotisch bedingte Durchblutungsstörungen zu gebrauchen ist, bestätigen klinische Studien. In Fällen

Vitamin E unterstützt die sauerstofftransportierenden roten Blutkörperchen auf ihrem Weg zu den Organen

65

von Angina pectoris befreite es jeden vierten Patienten gänzlich von den brennenden Schmerzen in der Brust, die stechend in Arm, Hals, Rücken ausstrahlen können; bei fast jedem zweiten besserte sich diese Folge der Koronaren Herzkrankheit deutlich. Männer mit sehr schlimmen »Raucherbeinen« erhielten Zigarettenverbot, Gehtraining und Vitamin E hochdosiert verordnet; nach sechs Monaten Behandlung konnte die Hälfte von ihnen um mehr als 30 Prozent weiter gehen als zuvor; nur jeder neunte Patient aus einer Kontrollgruppe, die statt dessen übliche durchblutungsfördernde Medikamente erhalten hatten, konnte so weit mithalten.

Die wichtigste Eigenschaft von Vitamin E ist, daß es die Oxidation im Organismus verhindert

Die wichtigste biologische Funktion vom Vitamin E ist seine antioxidative Wirkung gegen Freie Radikale. Sie macht es zu einer wertvollen Hilfe gegen zwei weitere große Krankheiten unserer Zeit, gegen Krebs und gegen Rheuma.

Bei Erkrankungen des rheumatischen Formenkreises kann Vitamin E die Entzündung aufhalten und die Heilung unterstützen, den Verbrauch an Medikamenten senken und dadurch deren Nebenwirkungen eindämmen. Sowohl bei chronischer Polyarthritis als auch bei aktivierter Arthrose lindert hochdosiertes Vitamin E die Schmerzen in den befallenen Gelenken, es verbessert die Griffstärke der Hand bzw. verlängert die Gehstrecke. In den Therapieversuchen erwies sich alles in allem das Vitamin als gleich gut wirksam wie nichtsteroidale Antirheumatika (die kein Cortison enthalten), jedoch als besser verträglich.

Vitamin E lindert schmerzhafte Rheumasymptome

An dieser Stelle ein Wort in eigener Sache. Vitamin E wirkt lediglich gegen Symptome von Erkrankungen des rheumatischen Formenkreises, nicht gegen deren eigentliche Ursache. Das sind nämlich Störungen in der Funktion des Immunsystems, das sich daraufhin gegen körpereigenes Gewebe wendet, etwa bei chronischer Polyarthritis die Gelenke entzündet. Diese Autoimmunkrankheit behandeln wir in der Schwarzwald Privatklinik Obertal gezielt mit Thymosand, welches die grundlegende Störung in vielen Fällen reguliert.

Gegen einige Krebskrankheiten ist Vitamin E ein bedeutsamer Schutzfaktor. Das beweist unter anderem eine Studie in Finnland. Dort wurde Freiwilligen eine Blutprobe entnommen und acht Jahre tiefgekühlt gelagert. Nach dieser Frist wurde ermittelt, welche der Teilnehmer zwischenzeitlich an Krebs erkrankt waren und wieviel Vitamine diese damals im Blut gehabt hatten. Die vergleichenden Untersuchungen ergaben: Ein niedriger Vitamin-E-Spiegel bedeutet ein 1,5fach erhöhtes Risiko, an Krebs zu erkranken, insbesondere an Tumoren in Magen und Bauchspeicheldrüse. Umgekehrt wird ein Nutzen draus: Reichlich Vitamin E bewahrt Zellen davor, zu entarten und als bösartige Geschwülste hemmungslos zu wuchern. Dieser prophylaktische Effekt ist am stärksten gegen Brustkrebs, Hautkrebs sowie gegen Krebs im Mund. Darüber hinaus ist dieses Vitamin auch den Menschen von Nutzen, die bereits an Krebs erkrankt sind. Es hilft ihnen, die Wirkung und Nebenwirkung von Chemo- und Radiotherapie besser zu ertragen.

Über diese Wirkungen soll ein weiterer Nutzen vom Vitamin E nicht vergessen werden: Es stärkt die körpereigenen Abwehrkräfte. Einen Beweis dafür hat Professor Simin Nikbin Meydani von der Tufts-Universität in Boston (US-Bundesstaat Massachusetts) geführt. Sie wollte Bewohnern eines Altersheims helfen, deren Immunsystem geschwächt war und die deshalb häu-

Vitamin E stärkt die körpereigenen Abwehrkräfte

Vitamin E führt zu einer Vermehrung der T-Lymphozyten und damit zu einer Stärkung der Abwehrkraft

fig an Infektionen erkrankten. Sie überredete die Senioren dazu, ihre Ernährung mit Vitamin E zu ergänzen. Dessen Wirkung zeigte sich bereits drei Wochen später: Es waren mehr T-Lymphozyten im Blut, und mit der Anzahl dieser Immun-Zellen aus dem Thymus war die Abwehrkraft stärker geworden. Der größte Erfolg wurde mit einer täglichen Aufnahme von 200 Internationalen Einheiten Vitamin E erreicht; soviel sind entweder in 300 Gramm Sonnenblumenöl oder in einer Kapsel Tocorell (rezeptfrei, Apotheke) enthalten.

Vitamin K: Wichtig für Blutgerinnung und Knochenstabilität

Vitamin K gehört zu den fettlöslichen Vitaminen und wird als Vitamin K_1 vorwiegend von grünen Pflanzen gebildet und über die Nahrung aufgenommen. Vitamin K_2 wird von Bakterien gebildet, so im Sauerkraut und in Sauermilchprodukten, aber auch im menschlichen Darm.
Vitamin K ist wichtig für Eiweißstoffe des stabilen Knochenaufbaus und der Blutgerinnung, so daß nach Verletzungen Blutungen bei guter Versorgung stoppen. Vitamin K hilft gegen einen erhöhten Knochenabbau (Osteoporose).
Wenn eine verminderte Gerinnung des Blutes medizinisch erforderlich ist – wie bei Thrombosegefahr – werden Vitamin-K-Gegenspieler verordnet. Deren Wirkung kann durch Vitamin-K-Gaben schnell aufgehoben werden, wie dies vor Operationen notwendig ist.

Eisen: Wirkt in Blut und Nerven

Fällt das Stichwort »Eisenmangel«, denkt wohl jeder an Blutarmut der Frauen. Das ist durchaus berechtigt, jedoch nur ein Teil der Bedeutung. Eisen haben Kinder und Männer ebenso nötig, und das nicht allein zur Blutbildung, sondern auch für die Funktion der Nervenzellen und des Immunsystems, zum Schutz vor Schadstoffen aus der Umwelt. Was zudem kaum einer weiß: Selbst von diesem Element kann man zuviel bekommen. Doch der Reihe nach.

Ganze vier Gramm Eisen befinden sich im Körper eines Erwachsenen, allein drei Gramm davon sind am Aufbau des roten Farbstoffs Hämoglobin beteiligt. Mit seiner Hilfe nehmen die roten Blutkörperchen in der Lunge den eingeatmeten Sauerstoff auf und transportieren ihn zu den Zellen der Gewebe und Organe. Ganz ohne Eisen müßte der Mensch quasi ersticken. Ein Mangel an diesem Element bedingt einen Mangel an Hämoglobin, infolgedessen eine Unterversorgung mit Sauerstoff. Diese Eisenmangel-Anämie macht müde und reizbar, führt zu Herzbeschwerden und Kreislaufstörungen, läßt die Haare trocken und die Nägel brüchig werden sowie Haare ausfallen. Es sind fast ausschließlich Frauen davon betroffen, weil ihnen mit der Menstruation regelmäßig Eisen verlorengeht und sie während der Schwangerschaft davon dem heranwachsenden Kind abgeben. Es müssen nicht immer oder allein Eisen-Präparate sein, die diesen Verlust ausgleichen; etwas mehr Vitamin C tut genauso gut, weil dank seiner Mithilfe mehr Eisen aus den Nahrungsmitteln verwertet wird – mehr darüber im Vitamin-C-Text.

Unabhängig von dieser Transportfunktion für Sauer-

Ganz ohne Eisen müßte der Mensch quasi ersticken

69

*Eisen unterstützt
die Funktion des
Nervensystems*

stoff ist Eisen unverzichtbar als Bestandteil von Enzymen in jeder Körperzelle. Besondere Bedeutung hat es darüber hinaus für die Funktion des Nervensystems. Das Element ist Voraussetzung dafür, daß genügend Neurotransmitter gebildet werden, mit deren Hilfe sich die Nervenzellen verständigen. Mangelt es an Eisen, dann ist auch deren Kommunikation gestört. Dieser Zusammenhang wird als Ursache verschiedener Störungen noch viel zu wenig bedacht. Dazu gehören:

• Entwicklungsstörungen von Kindern, die ungewöhnliche Verhaltensweisen und eine verminderte geistige Leistungsfähigkeit zeigen, sogar geistig zurückbleiben können.

• Schlafstörungen, die besonders unangenehm sind, weil man während der Nacht häufig aufwacht, schwer wieder einschläft und sich am Morgen wie zerschlagen fühlt.

• Kribbeln in den Beinen, das den Betroffenen nicht zur Ruhe kommen läßt, sondern ihn dazu zwingt, immer wieder aufzustehen und umherzugehen; »restless legs« (= ruhelose Beine) ist der Fachausdruck für diese Störung.

Es erscheint so einfach, diese Krankheiten durch Einnehmen von Eisen-Präparaten selbst zu heilen – und ist doch schwierig. Zum einen, weil diese Symptome durchaus andere Ursachen haben könnten – und dann nützt Eisen nichts dagegen. Zum anderen, weil Eisen im Überfluß ebenso schädlich ist wie ein Mangel daran sein kann – indem es die Angriffskraft von Bakterien erhöht und zugleich die Abwehrkräfte des Immunsystems dagegen schwächt. Eisen gehört als ein Mittel der Orthomolekularen Medizin in die Hand eines erfahrenen Arztes. Er wird für ein gesundes Mittelmaß an diesem Element im Körper sorgen und damit auch

*Zuviel Eisen kann
ebenso schaden
wie zuwenig
davon – auf die
richtige Dosis
kommt es an*

für eine Unterstützung des Immunsystems: Eisen muß dabeisein, wenn T-Lymphozyten als »Killerzellen« Angreifer zerstören und Phagozyten als »Freßzellen« sich Bakterien einverleiben.

Es gibt noch einen weiteren Grund dafür, den Eisengehalt im Körper weder zu unterschreiten noch zu überhöhen. Das sind sogenannte Interaktionen mit anderen Metallen. Beispielsweise hemmt zuviel Eisen die Aufnahme von Zink (mehr darüber unter diesem Stichwort), und zuwenig Eisen vermehrt die Einlagerung von Cadmium. Dieses Umweltgift gelangt aus dem Zigarettenrauch und aus Nahrungsmitteln in den Körper; auf Dauer führt es zu charakteristischen Symptomen wie Geruchsstörungen, Schnupfen und Schrumpfen der Nasenschleimhaut, Schäden von Lunge und Nieren. Genügend Eisen ist zwar ein natürlicher Schutz dagegen, aber auch hier macht es die Dosis.

Fluoride: Harte Zähne, starke Knochen

Vorab eine Klarstellung von Begriffen: Fluor selbst ist ein giftiges Gas, Fluoride sind natürliche Salze in der Erdkruste – und eine brauchbare Medizin für manche Fälle.

Zähne schützt das Spurenelement durch doppelte Wirkung vor Karies. Zum einen, indem es den Schmelz härtet. Zum anderen, indem es Bakterien im Zahnbelag daran hindert, zersetzende Säuren zu bilden. Es kommt dabei genau auf die Dosis an, die deutsche Zahnärzte und Kinderärzte gemeinsam festgelegt haben: im 1. und 2. Lebensjahr täglich 0,25 Milligramm Fluorid mit Tabletten einnehmen, im 3. Jahr – 0,50 Milligramm, im Alter von 4 bis 6 – 0,75 Milligramm,

Den Begriff »Fluor« kennt man aus der Zahnpasta-Werbung

71

und von nun an 1 Milligramm pro Tag – am besten so lange, wie man noch eigene Zähne hat.

Auch hier gilt jedoch: Zuviel Fluoride bringen mehr Schaden als Nutzen

Mehr davon bringt keinen größeren Nutzen, eher Schaden: Es entstehen häßliche weiße bis braune Flecken im Schmelz. Wird die empfohlene Dosis eingehalten, geht die Anzahl der Löcher in den Zähnen um 50 bis 80 Prozent zurück – vorausgesetzt, über diese Vorbeugung gegen Karies wird die regelmäßige Zahnpflege nicht vergessen. Übrigens: Um Fluoride aus Zahnpasten etwas besser zur Wirkung kommen zu lassen, sollte man sie einige Minuten lang im Mund behalten.

Fluoride stabilisieren Knochen und Zähne

Fluorid stärkt die Knochen bei den Frauen, die nach den Wechseljahren an Osteoporose erkranken. Bei ihnen werden die Knochen brüchig, weil durch den Wegfall der Sexualhormone aus den Eierstöcken der Stoffwechsel der Knochenzellen erniedrigt ist – es wird mehr Substanz abgebaut als wieder aufgebaut.

Zur Vorbeugung von Osteoporose ist Fluorid allein ungeeignet. Es wird vor allem angewendet, wenn bereits ein langsamer Knochenabbau begonnen hat. Dann regt das Spurenelement die sogenannten Osteoblasten als knochenaufbauende Zellen dazu an, die Knochenbälkchen zu verdichten und zu verbreitern. Zusätzlich müssen Calcium und Vitamin D eingenommen werden, um diese Mineralisation zu beschleunigen; aus demselben Grunde ist regelmäßige Bewegung so wichtig. Noch ein Tip: Die Fluorid-Tabletten morgens und abends, das Calcium mittags einnehmen, weil bei gleichzeitiger Anwendung das Calcium die Aufnahme von Fluorid behindern würde.

Es dauert dennoch etwa ein Jahr, ehe im Röntgenbild eine Verstärkung der brüchigen Knochen zu erkennen ist. Vermieden werden muß eine mögliche Übertherapie. Werden die Fluoride gegen Osteoporose zu hoch dosiert, können winzig kleine Risse in Knochenbälkchen entstehen, Gelenke schmerzhaft anschwellen und Kalkflecken (Fluorose) die Knochenbrüchigkeit fördern. Wird das Arzneimittel für einige Wochen abgesetzt, vergehen die Beschwerden, und die Behandlung kann fortgesetzt werden – wenngleich mit verringerter Dosis.

Grundsätzlich gilt: 1 Milligramm Fluorid pro Tag ist genug für einen gesunden Menschen. Um ein Übermaß daran und Schaden dadurch zu verhüten, ist es in der Bundesrepublik nicht erlaubt, Fluorid dem Trinkwasser zuzusetzen – wer mehr trinkt, könnte zuviel davon aufnehmen. Möglicherweise wird den Bundesbürgern dadurch ein weiterer Nutzen der Fluoride vorenthalten. Beobachtungen in den USA und in Finnland stimmen dahingehend überein, daß nach der Fluoridierung des Trinkwassers die Fälle von Arteriosklerose und Herzinfarkt etwas weniger wurden. Eine wissenschaftliche Erklärung dafür gibt es noch nicht. Fluorid ist auch wichtig für die ausreichende Aufnahme von Eisen und für die Bildung bestimmter Enzyme.

Das Spurenelement sollte genau dosiert werden. Der Schritt von seiner kariesverhütenden zu einer zahnschädigenden Wirkung ist nämlich nicht weit. Bereits wenige Milligramm Fluorid pro Tag können braune Flecken auf dem weißen Schmelz entstehen lassen.

1 Milligramm Fluorid pro Tag ist genug für einen gesunden Menschen

Jod: Verhütet den Kropf

Nichts ist so überflüssig wie der Kropf, den mindestens sechs Millionen Bundesbürger mit sich herumtragen; bei relativ wenigen ist er deutlich zu sehen, bei den meisten nur zu tasten. In jedem Fall ist der Kropf eine Folge von Jodmangel und eine Gefahr für die Gesundheit.

Jod benötigt die Schilddrüse als Rohstoff für die Hormone, mit denen sie den Stoffwechsel des Körpers steuert. Ganze 180 Mikrogramm etwa braucht sie pro Tag, nur 80 Mikrogramm erhält sie durchschnittlich. Denn mit Ausnahme der Seefische, die Jod aus dem Meerwasser aufnehmen, enthalten die Lebensmittel hierzulande zuwenig von dem Spurenelement, weil der Boden nicht mehr hergibt.

Jod wird für die Bildung und Aktivierung der Vorstufe des Schilddrüsenhormons Tyroxin benötigt

Als Folge dessen vergrößert sich die Schilddrüse in der besten Absicht, trotz des Mangels an Jod genügend Hormone zu produzieren, und dieses sogenannte Anpassungswachstum führt zum Kropf. Er ist nicht bloß ein Schönheitsfehler. Allein durch seine Größe kann er lokale Beschwerden verursachen, Schlucken und Atmen erschweren und das Gefühl auslösen, einen »Kloß im Hals« zu haben. Schwerwiegender noch sind allgemeine Symptome, wenn die Schilddrüse sich erschöpft hat und nicht mehr genügend Hormone absondert; dann kommt es zum Nachlassen der körperlichen und geistigen Leistungsfähigkeit, zu Trägheit und Lustlosigkeit, zu Verstopfung und Gewichtsabnahme, zu trockener Haut und strähnigen Haaren, zu Menstruationsstörungen und Kälteempfindlichkeit. Dieser Jodmangelkropf wird künftig in der Bundesrepublik seltener werden. Seit dem Herbst 1989 ist das jodierte Speisesalz kein »diätetisches Lebensmittel« mehr, sondern darf in Gaststätten und Kantinen, bei der industriellen Verarbeitung von Nahrungsmitteln verwendet werden – und natürlich weiterhin zu Hause in der Küche. Der Zusatz von Natrium- oder Kaliumjodat ist so berechnet, daß der Verbrauch von

74

5 Gramm Kochsalz pro Tag (das entspricht dem der Normalverbraucher) das tägliche Defizit von 100 Mikrogramm Jod deckt. Es besteht also eine gute Chance, mit dieser Form der Vorbeugung dasselbe Ziel zu erreichen wie in Österreich und in der Schweiz. Dort ist nach der Freigabe des jodierten Speisesalzes der Kropf um mehr als das Zehnfache seltener geworden.

Seit Freigabe des »jodierten Speisesalzes« ist der Kropf um das Zehnfache seltener geworden

Patienten, die salzarm essen müssen, und schwangere Frauen, die einen erhöhten Bedarf haben, sollten sich an ihren Arzt wenden, der ihnen gegebenenfalls Jodidtabletten für eine normale Funktion der Schilddrüse verordnet. Bei älteren Patienten, bei denen schon länger ein Jodmangel bestand, sollte der Arzt über eine Substitution von Jod entscheiden; bei einer unkontrollierten Zufuhr des Spurenelements besteht nämlich eine gewisse Gefahr, daß es zu knotigen Veränderungen der Schilddrüse kommt.

Kalium: Gut für den Blutdruck

Vier Millionen Bundesbürger, mindestens, haben eine »milde Hypertonie«. Das bedeutet: ihr diastolischer Blutdruck (das ist der zweite, niedrigere Wert) liegt ständig zwischen 90 und 104; normal sind höchstens 90. Es gibt kaum Zweifel, daß auch dieser leichte Hochdruck behandelt werden sollte. Er ist nun einmal eine Gefährdung der Gesundheit, erhöht das Risiko von Herzinfarkt, Schlaganfall, Schäden an Nieren und anderen Organen. Es müssen jedoch nicht gleich blutdrucksenkende Medikamente eingenommen werden, die mehr oder weniger starke Nebenwirkungen haben. Mit Kalium ist es durchaus möglich, eine bestimmte Form der milden Hypertonie zu beseitigen, die auf

Bei leichtem Bluthochdruck nicht gleich zu Medikamenten greifen

75

einen Mangel an diesem Mineralstoff zurückzuführen ist.

In mehreren Studien ist das bereits bewiesen worden. Eine Probe aufs Exempel machte auch die Medizinische Klinik der Universität Bonn, und zwar mit jungen Männern, die einen Blutdruck von durchschnittlich 150:98 hatten. Sie brauchten weder eine Diät einzuhalten noch Medikamente einzunehmen, sondern lediglich nach den Mahlzeiten ein Kalium-Präparat mit reichlich Flüssigkeit zu schlucken. Zwei Wochen lang zeigte sich überhaupt keine Wirkung. Dann jedoch senkte sich der Blutdruck auf eindeutig niedrigere Werte von durchschnittlich 135:87.

Voraussetzung für die Gesundheit ist das richtige Zusammenspiel von Kalium mit Phosphor, Calcium, Magnesium und Natrium

Wie Kalium das zustande bringt, ist noch nicht in allen Einzelheiten geklärt. Sicher jedoch ist, daß dieser Mineralstoff nicht alleine wirkt. Voraussetzung für Gesundheit und für Gesundung ist eine Harmonie der Elemente, also das Zusammenspiel von Kalium mit Phosphor, Calcium, Magnesium, Natrium. Deshalb muß der Arzt für seine Diagnose stets die Werte aller dieser Elektrolyte kennen und nicht nur einen – sonst wäre es so, als ob ein Autofahrer nur den Luftdruck in einem einzigen Reifen mißt.

Von besonderer Bedeutung gegen Bluthochdruck ist die Rolle vom Kalium als natürlicher Gegenspieler vom Natrium, das Wasser im Körper zurückhält und dadurch den Blutdruck erhöht. Wird mehr Kalium aufgenommen, als man unbedingt zum Leben braucht, wird mehr Natrium verdrängt, infolgedessen mehr Flüssigkeit ausgeschieden und leicht erhöhter Blutdruck gesenkt.

Das ist dennoch nur ein Teil der Wirkung von diesem Mineralstoff gegen Hypertonie. Sehr wahrscheinlich ist Kalium auch ein sogenannter Vasodilatator, der Blutgefäße erweitert und auf diese Weise ebenfalls den Blutdruck senkt. Darüber hinaus unterdrückt es in den Nieren das Enzym Renin, das wiederum im Blut das blutdrucksteigernde Hormon Angiotensin entstehen läßt.

Ähnlich gute Erfahrungen haben Mediziner bei der Behandlung von Herzinsuffizienz gemacht. Kalium in richtiger Dosierung verbessert sowohl die Schlagkraft als auch den Rhythmus des kranken Herzens und verringert die Anfälle von »Herzjagen«, die tödlich enden können.

Diese Wirkung ist vor allem darauf zurückzuführen, daß Kalium besonders wichtig ist für die Erregbarkeit der Muskel- und Nervenzellen. Umgekehrt ergibt sich daraus, daß Kaliummangel schlimmstenfalls Herzrhythmusstörungen und Muskelschwäche bewirken kann; häufiger noch sind Abgeschlagenheit, Müdigkeit, Reizbarkeit, Ödeme und Kopfschmerzen die Folge.

Wer Kaliummangel hat, kann unter Abgeschlagenheit, Müdigkeit, Reizbarkeit, Ödemen und Kopfschmerzen leiden

Schuld daran ist selten nur falsche Ernährung, fast immer ist Kaliummangel eine Nebenwirkung von Medikamenten, die zuviel davon aus dem Körper schwemmen. Dazu gehören ältere Diuretika mit ihrer harntreibenden Wirkung und vor allem Abführmittel. Wer diese »Laxantien« regelmäßig einnimmt, der gerät in einen Teufelskreis: Wegen der abführenden Wirkung kann weniger Kalium aus den Nahrungsmitteln aufgenommen werden; dadurch bedingt wird der Darm noch träger und die Verstopfung noch schlimmer; deswegen werden noch mehr Abführmittel eingenommen, und der Mensch wird die Verstopfung sein Leben lang nicht los – es sei denn, der Arzt verordnet noch rechtzeitig ein Kalium-Präparat dagegen.

Calcium: Auch eine Nervensache

Gute Nerven sind nicht nur Sache der Veranlagung, sondern auch abhängig vom Mineralstoff Calcium. Diesen Zusammenhang entdeckten amerikanische Mediziner. Freiwillige Versuchspersonen wurden erst einem Persönlichkeitstest unterzogen, dann entnahm man ihnen eine Probe von der Liquor-Flüssigkeit, die Gehirn und Rückenmark umgibt, und analysierte sie. Der Unterschied war eindeutig: Bei psychisch labilen, neurotischen »Nervenbündeln« konnten nur Spuren von Calcium nachgewiesen werden; die ausgeglichenen, ruhigen Menschen mit »Nerven wie Drahtseilen« hatten hohe Konzentrationen davon im Liquor.

Calcium wird für die Erregbarkeit von Nerven und Muskeln benötigt

Calcium ist im Nervensystem allgegenwärtig und für die Leitung der Impulse von Nerv zu Nerv bzw. vom Nerv auf den Muskel unentbehrlich. Ist reichlich von dem Mineralstoff vorhanden, funktionieren offensichtlich die »kleinen grauen Zellen« des Gehirns optimal, und der Mensch hat eben »gute Nerven«.

Diese Wirkung des Calciums wird von der Orthomolekularen Medizin genutzt. In leichteren Fällen, um erregte Nerven als Ursache von Schlafstörungen zu beruhigen; Calcium-Präparate sind ebenso gut wirksam wie Schlaftabletten, haben jedoch keinerlei Nebenwirkungen und führen nicht zur Gewöhnung. Bei schlimmeren Beschwerden wie Reizbarkeit und Unruhe, rasche Ermüdbarkeit, häufiges Schwindelgefühl, Druck und Beklemmung in der Herzgegend, die als »Vegetative Dystonie« diagnostiziert und gemeinhin nur mit Psychopharmaka behandelt werden, denn Calcium greift auch tief in die Regulation der Organe ein, die vom Vegetativen Nervensystem gesteuert werden. Selbst Zähneknirschen kann leicht geheilt werden, falls eine Überregbarkeit von Nerven und Muskeln durch Calciummangel dessen Ursache ist. Folgerichtig wird mit dem Mineralstoff behandelt. Nach jeweils einer Injektion an mehreren Tagen hintereinander ist das Zähneknirschen bei den meisten Patienten bereits vergangen; dennoch muß weiterhin für eine ausreichende Zufuhr von Calcium gesorgt werden, um diesen Erfolg zu sichern.

Die Funktion vom Calcium im Nervensystem wird häufig übersehen wegen seiner enormen Bedeutung als Baustoff für das Skelett (wobei es in enger Funktionseinheit mit dem Vitamin D zusammenarbeitet). Von den ingesamt 1000 bis 1500 Gramm Calcium im Körper eines Menschen stecken 99 Prozent in den Knochen und Zähnen. Mit dem Alter verringert sich allmählich dieser Anteil. Es wird weniger Substanz aufgebaut als abgebaut, und bei vielen Frauen werden nach den Wechseljahren die Knochen brüchig. Dieser Osteoporose kann vorgebeugt werden, indem rechtzeitig genügend Calcium zugeführt wird.

Für die Bildung und Erhaltung von Knochen und Zahnsubstanz ist Calcium ebenso erforderlich

Genügend – das sind je nach Alter 800 bis 1200 Milligramm pro Tag, wie neuerdings auch die Deutsche Gesellschaft für Ernährung empfiehlt. Rechtzeitig heißt – ab dem 35. Lebensjahr, weil sonst die Knochenmasse, die von nun an langsam verlorengeht, nicht wieder gänzlich ersetzt werden kann. Würde jede Frau diese Chance zur Vorbeugung nutzen, würden bis zu 60 Prozent weniger von ihnen im Alter an Osteoporose erkranken, wie Orthopäden errechnet haben.

Über diese grundlegenden Wirkungen hinaus sind vom Calcium weitere nützliche Effekte für die Gesundheit des Menschen entdeckt worden. Hier vier von ihnen, die besonders wichtig sind:

• Erstens: Calcium senkt krankhaft erhöhten Blutdruck, kann deshalb ebenso wie Kalium bei einseitigem Mangel zur Behandlung der milden Hypertonie angewendet werden. Die Harmonie der Mineralien Calcium, Magnesium, Kalium und Phosphor muß auf jeden Fall gewahrt sein, wie dies die Praxis vielfach bestätigt. Unter anderem durch 100 Hypertonie-Patienten, die täglich eine Tablette mit einem Gramm Calcium einnahmen; nach acht Wochen hatte fast jeder zweite von ihnen einen normalen Blutdruck.

• Zweitens: Calcium kann Darmkrebs verhindern. Das haben Untersuchungen gesunder Angehöriger von Familien, in denen dieses Kolonkarzinom gehäuft auftritt, bestätigt. Nach regelmäßiger Zufuhr von insgesamt 2000 Milligramm Calcium pro Tag sank die Anzahl der Darmzellen, die sich häufiger teilten als normal, um 40 Prozent – und mit ihr das Risiko, an Darmkrebs zu erkranken. Diesen Schutz verleiht der Mineralstoff, indem er sich mit freien Fettsäuren und mit Gallensäuren zu unlöslichen Calciumseifen verbindet und dadurch verhindert, daß diese Substanzen weiterhin die Darmzellen zu vermehrter Teilung anregen.

• Drittens: Calcium schützt vor den Folgen allergischer Reaktionen. Es stabilisiert die Membranen der sogenannten Mastzellen, so daß diese weniger von dem Gewebshormon Histamin freisetzen; infolgedessen werden Quaddeln, Ödeme, Juckreiz unterdrückt. Calcium wirkt gegen diese Symptome der Allergie also auf anderem Wege, jedoch auf ähnliche Weise wie das Vitamin C.

• Viertens: Calcium schützt vor Schadstoffen aus der Umwelt. Als ein natürlicher Gegenspieler von Blei und Cadmium verhindert es, daß zuviel von diesen Giften aufgenommen und abgelagert wird.

Mehr Calcium erhält also gesund, macht nicht etwa krank. Dennoch glauben noch immer manche Menschen, daß eine erhöhte Zufuhr davon zu »Arterienverkalkung« führt. Das ist falsch. Arteriosklerose entsteht in einem Prozeß, der völlig unabhängig davon abläuft, wieviel Calcium der Mensch aufnimmt. Eher das Gegenteil ist richtig: Weil mehr Calcium erhöhten Blutdruck senkt, schaltet es einen Risikofaktor für Arteriosklerose aus. Vor einer Selbstbehandlung mit Calcium wird gewarnt, stets muß der Arzt zuvor konsultiert werden; unter anderem deshalb, weil die Nieren intakt sein müssen, um von einer größeren Dosis nicht geschädigt zu werden.

Auch hier gilt: »Finger weg« von der Selbstmedikation

Magnesium: Schutzschirm fürs Herz

Es ist immer wieder beeindruckend, welch vielfältige Funktionen die verschiedenen Nährstoffe im Organismus erfüllen. Das gilt insbesondere für das Magnesium.

Ohne diesen Mineralstoff läuft nichts im Leben. Unter anderem steuert er mehr als 300 Enzyme, ist über sie maßgeblich beteiligt an allen Prozessen des Stoffwechsels und der Energiegewinnung. Über seine grundsätzliche Bedeutung als Bioelement hinaus hat Magnesium pharmakologische Wirkungen als Arzneimittel – also selbst dann, wenn in einem normalen Elektrolythaushalt der alltägliche Bedarf daran gedeckt ist.

Magnesium ist nämlich der natürliche Calcium-Antagonist. Das bedeutet: Magnesium schützt Zellen davor, mit Calcium überladen zu werden, indem es zum einen den Einstrom von Calcium hemmt und zum anderen seinen Transport nach außen beschleunigt. Magne-

Magnesium aktiviert nahezu alle Enzyme, die am Energiestoffwechsel beteiligt sind

sium normalisiert Funktionen, verhindert dadurch überschießende Reaktionen. Das macht es so wertvoll als Mittel der Orthomolekularen Medizin zur Behandlung von Herz- und Kreislaufkrankheiten, zum Beispiel der Koronaren Herzkrankheit.

In diesen Fällen haben arteriosklerotische Ablagerungen die Koronararterien eingeengt, die den Herzmuskel selbst versorgen. Im Ruhezustand mag davon noch nichts zu spüren sein. Bei körperlicher Anstrengung und psychischer Belastung jedoch benötigt das Herz mehr Sauerstoff – und bekommt über die verengten Blutgefäße zu wenig davon. Folge dieses Defizits ist die Angina pectoris mit ihren charakteristischen Schmerzen hinterm Brustbein, die in beide Arme, in Bauch, Hals und Schulterblätter ausstrahlen können, mit Atembeklemmungen und Todesangst. Ist dieser Sauerstoffmangel besonders ausgeprägt, führt das zum Infarkt mit Untergang von Gewebe des Herzmuskels und schlimmstenfalls zum Tod. Andere Ursachen für dasselbe Geschehen können Gefäßspasmen sein, bei denen Koronararterien sich verkrampfen und die Durchblutung verringern sowie Arrhythmien, die durch Herzjagen oder andere Rhythmusstörungen das vorgeschädigte Herz überfordern.

Magnesium hat eine große Bedeutung bei der Verhinderung von Herzkrankheiten und Herzstörungen

Magnesium schützt das Herz vor diesen Gefahren. Als Gegenspieler vom Calcium am Herzen schafft es ein Gleichgewicht in den Zellen, das Komplikationen entgegenwirkt. Und das gleich dreifach gut.

• Magnesium entspannt die Muskulatur in den Wänden der Blutgefäße, verhindert bzw. löst dadurch Verkrampfungen der Koronararterien, sorgt so für bestmögliche Durchblutung und Sauerstoffzufuhr; das bewährt sich auch bei Streß, wenn der Mineralstoff quasi einen Schutzschirm um das kranke Herz legt.

• Magnesium hemmt die Bildung und verlangsamt die Leitung gewisser elektrischer Impulse, die den Rhythmus des Herzens steuern; es schlägt daher regelmäßiger.

• Magnesium reguliert die Kontraktionskraft, mit der sich der Herzmuskel zusammenzieht, so daß dieser weniger Sauerstoff verbraucht; anders ausgedrückt: es ökonomisiert die Herzarbeit.

Dank dieser Eigenschaften ist Magnesium eine zusätzliche therapeutische Möglichkeit zur Behandlung der Koronaren Herzkrankheit und zur Vorbeugung eines Herzinfarkts. Patienten, die damit behandelt werden, erleiden seltener Anfälle von Angina pectoris und wenn, dann sind die Beschwerden erträglicher als zuvor. Magnesium kann sogar den Herztod verhindern. Das bestätigen übereinstimmende Befunde: In Regionen mit hartem Wasser sterben weniger Menschen an einem Herzinfarkt als in Gegenden mit weichem Wasser, was auf den unterschiedlichen Gehalt an Magnesium zurückgeführt wird. Umgekehrt ergaben andere Studien: Die meisten Infarktpatienten haben zuwenig Magnesium im Blut.

Wer regelmäßig Magnesium einnimmt, beugt einem Herz-infarkt vor

Selbst wenn es bereits zu diesem bedrohlichen Notfall gekommen ist, kann Magnesium noch von Nutzen sein. Es verbessert die Chancen, den Infarkt zu überleben, wenn es während der ersten 24 Stunden danach infundiert wird. Dazu die jüngsten Zahlen aus einer Studie an der Universität Gießen: Von den Patienten, die zusätzlich den Mineralstoff erhalten hatten, lebten ein Jahr später noch 76,2 Prozent; von den Angehörigen einer Kontrollgruppe dagegen nur 58,2 Prozent. Sie verdanken das sowohl dem »vasodilatativen Effekt«, der verengte Koronararterien rascher wieder erweitert und deshalb das betroffene Gewebe des Herz-

Ein Test bestätigt: Wem gleich nach einem Herzinfarkt Magnesium infundiert wurde, hat bessere Überlebenschancen

83

Magnesium wirkt als natürliches Antithrombotikum

muskels eher wieder mit Sauerstoff versorgt als auch der Wirkung vom Magnesium auf die Blutgerinnung. Es hindert Blutplättchen daran, zu einem Thrombus zu verklumpen, der nur allzuoft einen Herzinfarkt auslöst und ist auch an der »Thrombolyse« beteiligt, durch die solch ein Blutgerinnsel von körpereigenen Stoffen wieder aufgelöst wird. Magnesium gilt deshalb auch als ein natürliches Antithrombotikum.

Viel früher angewendet kann der Mineralstoff dazu beitragen, daß es erst gar nicht zu einem Herzinfarkt kommt. Ist reichlich Magnesium vorhanden, wirkt es der Grundkrankheit Arteriosklerose entgegen. Es senkt erhöhte Blutfette, sowohl Cholesterin als auch Triglyzeride. Im Darm bindet es diese Substanzen an sich und bildet Fettseifen, die nicht ins Blut gelangen können. In der Leber stimuliert es zwei Enzyme, die darauf spezialisiert sind, Cholesterin und Triglyzeride abzubauen. Ob Magnesium allein krankhaft erhöhten Blutdruck als einen weiteren Risikofaktor ausschalten kann, ist nicht sicher geklärt; es scheint die Wirkung bestimmter blutdrucksenkender Medikamente zu unterstützen und dadurch auch deren Nebenwirkungen zu vermindern.

Sicher ist, daß das Bioelement bei zwei weiteren Herzleiden als Arzneimittel genutzt werden kann.

Das »hyperkinetische Herzsyndrom« betrifft meist nur jüngere Menschen

Das eine ist das »hyperkinetische Herzsyndrom«, das vor allem jüngere Menschen plagt. Typisch dafür ist, daß plötzlich das Herz schneller schlägt und der Blutdruck ansteigt, daß ein quälender Druck in der Herzgegend auftritt, verbunden mit Atemnot, Schwindel, Angstzuständen. In diesen Fällen ist das Herz organisch gesund, es handelt sich um eine funktionelle Störung: Bei Streß werden zuviel Katecholamine – das sind die Streß-Hormone wie Adrenalin – freigesetzt, und sie

84

zwingen das Herz zu übermäßiger Aktion. Magnesium als Arzneimittel schirmt das Herz vor den aufputschenden Befehlen der Katecholamine ab und sorgt auch dafür, daß weniger Streß-Hormone im Nebennierenmark entstehen – wodurch es zu einem ganz natürlichen Beruhigungsmittel für andere Fälle wird, etwa gegen Herzklopfen bei Lampenfieber.

Das andere Leiden ist die chronische Herzinsuffizienz, die bei älteren Menschen auftritt. Infolge von Erkrankungen oder Altersvorgängen ist der Herzmuskel derart geschwächt, daß er nicht mehr genügend Blut in den Kreislauf pumpen kann. Um seine Leistungsfähigkeit zu fördern, wird Herzinsuffizienz sehr häufig mit sogenannten Digitalisglykosiden behandelt; das sind Wirkstoffe aus der Heilpflanze Roter Fingerhut. Die Behandlung muß genau kontrolliert werden, weil diese Medikamente bei einem Mangel an Magnesium und auch an Kalium Herzrhythmusstörungen auslösen können. Diese gefürchtete Komplikation ist glücklicherweise leicht zu beheben: Infusionen von Magnesium lassen das Herz bald schon wieder im richtigen Takt schlagen. Wird künftig der Mineralstoff zusätzlich eingenommen, kann er die Verträglichkeit der Digitalisglykoside verbessern und Arrhythmien von vornherein verhindern.

Magnesium-Infusionen lassen das Herz bald wieder im richtigen Takt schlagen

Die Kardiologie ist zwar das Hauptanwendungsgebiet von Magnesium. Darüber hinaus hat es noch eine ganze Reihe weiterer Indikationen, die Beachtung verdienen.

Migräne. Vorbeugend angewendet, verhindert Magnesium das Zusammenballen von Blutplättchen mit vermehrter Freisetzung des Gewebshormons Serotonin, das einem Anfall vorausgeht oder das Verkrampfen von Blutgefäßen im Kopf, mit dem die Migräne beginnt. Therapeutisch können Infusionen damit die heftigen Schmerzen und weiteren Beschwerden innerhalb von 15 bis 30 Minuten unterdrücken.

Magnesium wirkt beruhigend auf Nerven und Psyche

Schlafstörungen. Magnesium wirkt ganz natürlich ausgleichend auf Nerven und Psyche, ohne alle Nebenwirkungen der Schlaftabletten. Es erreicht dadurch, daß schlafgestörte Menschen abends schneller einschlafen, zwischendurch weniger aufwachen, morgens sich wesentlich erholter fühlen. Allerdings wirkt es am besten bei Menschen im Alter über 40 – möglicherweise, weil es ihnen an diesem Mineralstoff eher mangelt.

Schmerzhafte nächtliche Wadenkrämpfe gehen häufig auf einen Mangel an Magnesium zurück

Wadenkrämpfe. In vielen Fällen ist Magnesium das Mittel der Wahl, vor allem bei Wadenkrämpfen, die in der Nacht bzw. während einer Schwangerschaft auftreten. Sie können, müssen nicht unbedingt ein erstes Anzeichen für einen Mangel an Magnesium sein – und sind dann binnen weniger Tage durch Tabletten zu beseitigen. Weil Wadenkrämpfe auch andere Ursachen haben können, muß zuvor der Arzt die genaue Diagnose stellen. Sind nämlich Gefäßleiden oder Wirbelschäden der eigentliche Grund dafür, kann der Mineralstoff auch nichts gegen sie ausrichten.

Dysmenorrhoe. Diese schmerzhafte Regelblutung entsteht, wenn in der Gebärmutter zuviel von dem Gewebshormon Prostaglandin gebildet wird, das die Krämpfe im Unterleib auslöst. Magnesium ist ein sehr gutes Mittel dagegen, weil es gezielt in dieses Geschehen eingreift. Es hemmt die Produktion von Prostaglandin, steigert zugleich die seines Gegenspielers Prostazyklin und entspannt zudem die Muskulatur der Gebärmutter. Übrigens: Dieselbe Wirkung macht man sich in der Geburtshilfe zunutze, um vorzeitige Wehen und damit Frühgeburten zu verhindern.

Nierensteine: Mehr als die Hälfte von ihnen bestehen aus Calciumoxalat. Wer einmal unter ihnen gelitten hat, der kann durch regelmäßige Anwendung von Magnesium einen Rückfall verhindern. Der Mineralstoff hemmt die Neubildung dieser Nierensteine, indem er die Ausscheidung von Oxalsäure und die Konzentration von Calcium im Urin verringert.

Diabetes mellitus. Jüngste Studien belegen, daß zusätzliches Magnesium bei »Altersdiabetikern« (die sich nicht Insulin spritzen müssen) überaus nützlich ist. Es regt die sogenannten B-Zellen in der Bauchspeicheldrüse an, selbst wieder etwas mehr Insulin zu produzieren. Es erleichtert, den Blutzuckerspiegel so gut wie möglich einzustellen und dadurch Schäden an Nerven und Blutgefäßen abzuwenden, etwa die diabetische Retinopathie der Netzhaut als häufigste Ursache von Erblindung hierzulande.

Bei Altersdiabetes unterstützt Magnesium die Bauchspeicheldrüse darin, mehr Insulin zu produzieren

Magnesium senkt die Allergiebereitschaft als natürlicher Mastzellenstabilisator. Magnesium ist auch wichtig für die Aktivität von Hormonen, die die Knochenstabilität fördern und damit für einen gesunden Knochen sorgen.

Neurovegetative Störungen. Unter diesem Begriff sind Symptome zusammengefaßt, die durch Störungen des Vegetativen Nervensystems bedingt sind, etwa Unruhe, Angstzustände, Kopfschmerzen, Herzklopfen, Schlafstörungen, Herzbeschwerden. Weil keine organischen Ursachen dafür festzustellen sind, verschreiben manche Ärzte Medikamente wie Tranquilizer und Betablocker dagegen. Sie bringen in vielen Fällen keine Heilung, können jedoch Nebenwirkungen haben. Ganz anders das Magnesium: Bei 80 Prozent der damit behandelten Patienten wurden die Symptome zumindest wesentlich gebessert; unerwünschte Wirkungen hatte der Mineralstoff überhaupt nicht.

Magnesium hat keine unerwünschten Nebenwirkungen

Soweit die wichtigsten Anwendungen und Ansätze von Magnesium im Rahmen der Orthomolekularen Medizin. Diese Vielfalt ist beeindruckend, soll jedoch kein falsches Bild entstehen lassen. Magnesium ist kein Allheilmittel, wohl aber ein bedeutsames Arzneimittel – in der Hand eines erfahrenen Arztes. Allerdings ist es jedem Menschen möglich, von vornherein einen Mangel an diesem Mineralstoff zu verhindern, indem die Nahrung durch ein Präparat mit Magnesium (Magnorell bzw. Minerell, rezeptfrei, Apotheke) ergänzt wird, welches die notwendige Harmonie von Magnesium, Calcium und Kalium für eine optimale Herzfunktion sichert.

Jeder kann rezeptfrei dem Magnesium-Mangel vorbeugen

Natrium: Nur im Kochsalz gefährlich

Gemeinsam bilden sie das »Salz des Lebens«: Natrium und Chlor sind essentielle, also lebensnotwendige Elemente. Sie werden in der Regel in Form von Kochsalz aufgenommen; ein Gramm von diesem Natriumchlorid (= NaCl) besteht aus etwa 400 Milligramm Natrium und 600 Milligramm Chlorid. Im Körper gehen beide Bioelemente getrennte Wege. Sobald das Kochsalz in Flüssigkeit gelöst ist, entstehen aus ihm – wie bei anderen Mineralstoffen auch – elektrische Teilchen, sogenannte Elektrolyte, und zwar das positiv geladene Kation Na^+ und das negativ geladene Anion Cl^-.

Chlor gelangt unter anderem im Magen zur Wirkung. Es ist Bestandteil der Salzsäure im Magensaft, der eingedrungene Bakterien tötet und aufgenommenes Eiweiß für die Verdauung vorbereitet.

Natrium für sich allein arbeitet eng mit dem Kalium

Natrium und Kalium arbeiten eng zusammen

zusammen. Viele Zellfunktionen werden erst dadurch möglich, daß Kalium durch die Zellmembran nach außen tritt und Natrium aus der Umgebung ins Zellinnere eindringt. Diese »Natrium-Kalium-Pumpe« ist eine Grundlage für den Stoffwechsel, für die Funktionen von Nerven und Muskeln. Natrium ist auch wesentlich daran beteiligt, den Wasserhaushalt zu regulieren, indem es Flüssigkeit im Körper zurückhält. Im Normalfall erhält es den osmotischen Druck zwischen Umgebung und Innerem der Zellen; stimmt dieser nicht, würden beispielsweise rote Blutkörperchen platzen.

Im Übermaß soll Natrium allein schuld daran sein, daß beim Menschen der Blutdruck zu hoch ansteigt und er an Hypertonie erkrankt. Diese Behauptung von der direkten Beziehung zwischen Natriumzufuhr und Bluthochdruck galt jahrzehntelang als eine Art Dogma, jetzt gerät es aufgrund neuer wissenschaftlicher Erkenntnisse ins Wanken. Nicht Natrium allein, sondern das Dabeisein von Chlorid aus dem Kochsalz läßt den Blutdruck krankhaft ansteigen. Argumente dafür liefert auch ein Versuch in San Francisco (US-Bundesstaat Kalifornien). Beteiligt waren Patienten, deren Blutdruck zu Beginn ausnahmslos höher als 150/100 war. Erst wurden sie auf eine Diät gesetzt, die praktisch frei von Kochsalz war; bei allen sank der Blutdruck auf Normalwerte. Dann verzehrten sie wieder ihre übliche Kost mit reichlich Kochsalz; schon wenige Stunden nach der ersten Mahlzeit stieg der Blutdruck an und erreichte nach einigen Tagen wieder die alten, zu hohen Werte. Schließlich erhielten die Versuchsteilnehmer Natrium mit einem anderen chemischen Bindungspartner, nämlich Natriumcitrat; daraufhin sank ihr Blutdruck, wenngleich langsamer als bei der kochsalzfreien Diät, und erreichte erneut Normalwerte.

Natrium und Chlorid zusammen lassen den Blutdruck in die Höhe steigen

Natrium allein ist nicht für Bluthochdruck verantwortlich

Eine Probe aufs Exempel haben auch deutsche Mediziner gemacht und versuchsweise Hochdruck-Patienten außer den Medikamenten eine Kur mit Mineralwasser verordnet, das Natriumhydrogencarbonat enthielt – kein Natriumchlorid! Binnen vier Wochen sanken sowohl der systolische als auch der diastolische Blutdruck um 4 bis 6 mm Hg; die Werte blieben noch wochenlang so niedrig. Eine anerkannte Erklärung dafür, daß Natrium allein auf den Blutdruck ganz anders wirkt als mit Chlorid im Kochsalz gibt es zwar noch nicht. Es wird aber angenommen, daß Natrium aus anderer Verbindung leichter über die Nieren ausgeschieden wird, während das Chlorid dem entgegenwirkt und vermehrt Natrium im Körper festhält. Selbst die Warnung vor dem Kochsalz als Gefahr für den Blutdruck gilt heute nicht mehr für alle Menschen. Man weiß heute, daß lediglich 20 bis 30 Prozent der Bevölkerung »salzsensitiv« sind und deshalb bei kochsalzreicher Ernährung einen Bluthochdruck entwickeln; von den bereits erkrankten Hypertonikern sind es etwa 40 Prozent. Zwangsläufig haben nur sie einen Nutzen von einer salzarmen Diät.

Vor zu hoher Zufuhr von Kochsalz warnen Ärzte

Nach wie vor jedoch ist eine Einschränkung der Zufuhr von Kochsalz für alle Menschen sinnvoll. Zum einen, weil es sehr schwierig und teuer ist, festzustellen, wer »kochsalzempfindlich« ist und wer nicht. Zum anderen, weil die Normalverbraucher hierzulande ohnehin viel zuviel davon konsumieren – nämlich 10 bis 15 Gramm pro Tag, obgleich 5 bis 6 Gramm genügen würden. Selbst wenn dieser Mißbrauch nicht den Blutdruck ansteigen läßt, hat er doch andere unerwünschte Wirkungen: Jedes Gramm Kochsalz zuviel läßt zuviel Wasser zurück, das den Körper unnötig schwer macht und den Kreislauf belastet.

Es kommt eben auf die Dosis an. Generell schädlich ist Salz nicht, sogar unerläßlich für eine normale Funktion des Organismus. Das bekommen die Menschen zu spüren, die bei der Arbeit, beim Sport, am Strand sehr viel schwitzen und mit dem Schweiß zuviel Natrium verlieren. Sie werden matt und müde, leiden an Schwindel und Kopfschmerzen, später kann es zu Muskelkrämpfen und Störungen der Herztätigkeit kommen. Dieser »Hyponatriämie« ist leicht vorzubeugen – indem man aufs Frühstücksei etwas mehr Salz gibt als sonst und zwischendurch eine gut gesalzene Brühe trinkt.

Salz ist jedoch auch für den Organismus lebensnotwendig

Phosphor: Mitunter ein Störenfried

Von diesem Mineralstoff bekommt kaum ein Mensch zuwenig, die meisten zuviel. Eigentlich sollte etwa gleich viel Phosphor wie Calcium aufgenommen werden; erträglich wäre auch ein Verhältnis von 0,75:1. Tatsächlich jedoch erhalten viele Bundesbürger mehr Phosphor, als sie nötig haben, weil sie viel Fleisch essen und Limonaden trinken. Das bleibt auf die Dauer nicht ohne Folgen. Zwar bilden die beiden Bioelemente gemeinsam Calciumphosphat als Baustoff aller Knochen. Aber außerhalb vom Skelett ist zuviel Phosphor ein Störenfried im Körper. Im Darm verbindet es sich teilweise mit Calcium zu unlöslichen Salzen, die nicht vom Blut aufgenommen werden können. In den Nebenschilddrüsen veranlaßt Phosphor, daß sie mehr von ihrem Parathormon absondern; das führt zu einem verstärkten Abbau von Knochensubstanz und zu einer vermehrten Ausscheidung von Calcium mit dem Urin. Diese Entkalkung begünstigt eine

Osteoporose, die Knochen brüchig werden läßt. Nach wie vor sind viel mehr Frauen davon betroffen, weil der Wegfall der Sexualhormone in den Wechseljahren eine wesentliche Rolle spielt. Künftig könnte dieser Knochenschwund auch für Männer ein größeres Problem werden, weil auch sie mehr Phosphor zu sich nehmen als guttut; ihnen droht eine »Cola-Osteoporose« – benannt nach den bekannten Erfrischungsgetränken, die reichlich von dem Mineralstoff enthalten. Weniger Phosphor, etwas mehr Calcium lautet daher das Rezept zur Vorbeugung.

In Cola-Getränken ist reichlich Phosphor enthalten

Richtig dosiert ist Phosphor lebensnotwendig. Als Bestandteil vom Adenosintriphosphat nimmt es eine Schlüsselstellung im Energiehaushalt ein, und Phospholipide sind Bauteile für alle Körperzellen, um nur zwei Beispiele zu nennen. Dennoch scheint es Menschen mit einer angeborenen Phosphat-Überempfindlichkeit zu geben. Bei den betroffenen Kindern sollen phosphatreiche Lebensmittel – zu denen auch die beliebten Süßigkeiten und Limonaden gehören – auffallende Verhaltensänderungen auslösen, sie unaufmerksam, vergeßlich, reizbar, aggressiv werden lassen. Nur eine phosphatfreie Kost läßt sie ein quasi normales Leben führen.

Wer gegen Phosphat überempfindlich ist, muß eine bestimmte Diät einhalten

Über diese Ursache und das Gegenmittel besteht unter Ärzten noch keine Einigkeit. Allerdings haben Mütter in Selbsthilfe durch Weglassen der Phosphate aus der Ernährung beeindruckende Veränderungen zum Guten bei ihren Kindern erreicht. Solch eine Diät ist aufwendig und teuer, auch bedenklich. Zum einen, weil Phosphate nicht nur in Lebensmitteln enthalten, sondern auch in deren Zusatzstoffen versteckt sind, etwa im Backpulver. Zum anderen, weil zuwenig Phosphate zu anderen Gesundheitsschäden führen kön-

Phosphat ist auch im Backpulver versteckt

nen, die das Kind träge und apathisch werden lassen, Schwäche der Muskulatur und Schmerzen in den Knochen auslösen können. Phosphatfreie Kost zur Behandlung verhaltensgestörter Kinder sollte deshalb erst nach einer genauen Diagnose durch einen Arzt angewendet und von ihm auch ständig kontrolliert werden.

Auch zuwenig Phosphat kann der Gesundheit schaden

Chrom: Bei Mangel – Diabetes

Das silbrig glänzende Metall Chrom gehört nicht nur auf die Stoßstangen der Autos. Viel nötiger braucht der Mensch es selbst als essentielles Spurenelement für seinen Stoffwechsel. Denn Chrom ist ein wesentlicher Bestandteil des sogenannten Glukose-Toleranz-Faktors (abgekürzt: GTF); andere sind das Vitamin B_2 sowie die Aminosäuren Cystin, Glycin, Glutaminsäure. Dieser ist unentbehrlich als Helfer für das Hormon Insulin bei der Verwertung der Kohlenhydrate aus den Nahrungsmitteln. Beide gemeinsam bewirken, daß genügend Glukose aus dem Blut ins Innere der Zellen gelangt und dadurch der Blutzucker nach einer Mahlzeit bald wieder auf das gesunde Maß von 80 bis 120 Milligramm pro 100 Milliliter Blut sinkt.

Chrom sorgt für die Regulierung des Blutzuckers

Mangelt es an Chrom, kann dasselbe geschehen wie bei einem Mangel an Insulin: Der betroffene Mensch erkrankt an Diabetes mellitus (= Zuckerkrankheit). Das haben Patienten in Amerika zu Beginn der 70er Jahre bei einem unfreiwilligen Versuch bewiesen. Sie wurden wegen anderer Krankheiten künstlich ernährt. In dieser Diät fehlte Chrom, dessen Bedeutung man damals noch nicht kannte. Daraufhin stieg der Blutzucker auf krankhaft hohe Werte, und typische Diabetes-Symptome traten auf – obgleich die Bauchspeicheldrüse genügend Insulin produzierte. Selbst Spritzen mit diesem Hormon änderten nichts an dem Befund »Hyperglykämie«. Als jedoch die Patienten pro Tag zusätzlich 250 Mikrogramm (= millionstel Gramm) Chrom erhielten, normalisierte sich ihr Blutzuckerspiegel, und ihr Befinden besserte sich binnen weniger Tage.

Das Spurenelement hat seitdem einen festen Platz in der Orthomolekularen Medizin (unter anderem mit dem Präparat Aminorell, rezeptfrei, Apotheke). Über den Glukose-Toleranz-Faktor wirkt es auf den Zuckerstoffwechsel so gut, daß Patienten mit sogenanntem Altersdiabetes die Insulin-Dosis verringern, manche sogar gänzlich darauf verzichten können, wenn sie zusätzlich ein Chrom-Präparat anwenden – nach Absprache mit dem Arzt selbstverständlich. Dieselbe Wirkung nutzt auch zur Vorbeugung der Zuckerkrankheit. Ist stets genügend Chrom verfügbar, sind die Chancen wesentlich größer, daß der Zuckerstoffwechsel auch im Alter noch gut funktioniert. Das sollten vor allem die Menschen bedenken, die gern und viel Süßigkeiten konsumieren. Raffinierter Zucker erfordert besonders viel Chrom für seine Umsetzung im Stoffwechsel, so daß mit dessen Menge die Gefahr eines Mangels daran größer wird.

Altersdiabetiker können durch Einnahme von Chrom-Präparaten ihre Insulin-Dosis verringern

Nicht genug des Guten: Chrom wirkt auch der größten Krankheit unserer Zeit entgegen, nämlich der Arteriosklerose mit ihren Folgen wie Herzinfarkt, Schlaganfall, Raucherbein. In Tierversuchen wurde eindeutig bewiesen, daß ein Zusatz von Chrom im Futter die Anzahl der Plaques (das sind die Ablagerungen an den Innenwänden der Arterien) um die Hälfte verminderte. Diese Wirkung ist zum einen über den Glukose-Toleranz-Faktor zu erklären; er verhindert zu hohe Blutzuckerspiegel, die wiederum ein großer Risiko-

Chrom ist ebenso gut gegen Arteriosklerose, Schlaganfall und Raucherbein

94

faktor für die »Verkalkung« der Blutgefäße sind. Zum anderen wirkt Chrom selbst als ein Cholesterinsenker, wie unlängst erst nachgewiesen werden konnte: 200 Mikrogramm Chrom zusätzlich pro Tag senkten innerhalb von sechs Wochen die Werte aller Blutfette um durchschnittlich 7 Prozent, den des besonders gefährlichen LDL-Cholesterins sogar um 11 Prozent – und dementsprechend auch das Risiko einer Arterienverkalkung.

Germanium: Kaum bekannt, wenig erforscht

Das Halbmetall Germanium ist zweimal entdeckt worden. Zum erstenmal im Jahre 1886 durch den deutschen Chemiker Clemens Winkler, der es nach seinem Vaterland benannte; wegen seiner Eigenschaft als Halbleiter wird es heute von der elektronischen Industrie in Transistoren verarbeitet. Das zweitemal fast 80 Jahre später durch den japanischen Bergbauingenieur Kazuhiko Asai sowohl in der Steinkohle als auch in heimischen Heilpflanzen. Er führte es mit einem Selbstversuch in die Orthomolekulare Medizin ein. Kazuhiko Asai war in den 60er Jahren an schwerer Polyarthritis erkrankt, an Gelenkrheumatismus also. Medikamente und auch Akupunktur hatten sein Leiden nicht lindern können. Rein intuitiv behandelte sich der Kranke selbst mit der von ihm entwickelten organischen Verbindung Germanium 132, einem sogenannten Carboxyethylsesquioxid. Zehn Tage lang blieb sein Zustand unverändert schlecht, danach besserte er sich rasch; die Schmerzen vergingen und die Gelenke wurden beweglicher.

Der Entdecker von »Germanium« benannte das Halbmetall nach seinem Vaterland

Germanium wirkt sich wohl allein durch sein Dabeisein positiv auf den Körper aus

Um diese Wirkung zu erforschen, gründete der genesene Patient eigens das »Asai-Germanium-Forschungszentrum«. Dort wurde festgestellt, daß Germanium zwar vom Körper unverändert und auch schon bald wieder ausgeschieden wird, aber offensichtlich allein durch sein Dabeisein als Katalysator eine Reihe nützlicher Effekte auslösen könnte. Es scheint eine anregende Wirkung auf das Immunsystem durch vermehrte Produktion von Gamma-Interferon zu haben.

Es beeinflußt die Endorphine als körpereigene Substanzen gegen den Schmerz, wirkt dadurch selbst schmerzlindernd und verbessert zudem die Wirksamkeit anderer schmerzstillender Medikamente.

Kazuhiko Asai und andere glaubten nachweisen zu können, daß Germanium die Ausnutzung von Sauerstoff durch die Zellen erhöht, so daß sich der Zustand kranker Gewebe und Organe bessert, weshalb sie es auch gegen Krebs mit Erfolg angewendet haben.

Es gibt Hinweise darauf, daß Germanium gewisse physiologische Grundfunktionen des Körpers normalisiert, beispielsweise dabei hilft, krankhaft erhöhten Blutdruck auf gesunde Werte zu senken.

Es scheint die Fließfähigkeit des Blutes zu fördern und darüber die Durchblutung zu verbessern, auch im »Raucherbein«.

Das Halbmetall ist jedoch noch nicht ausreichend erforscht

Diese Vielfalt der möglichen positiven Wirkungen vom Germanium ist allerdings noch nicht ausreichend erforscht. Schwere Nebenwirkungen bei hohen Dosierungen insbesondere der anorganischen Verbindungen sind sowohl in Japan als auch in Großbritannien aufgetreten. Mit Rücksicht auf unsere Patienten wenden wir Germanium in hoher Dosierung nicht an. Wir nutzen in diesen Fällen die immunmodulierenden Eigenschaften der bewährten Thymosand-Peptide.

96

Kobalt: Mehrfach gut fürs Blut

Was Kobalt unentbehrlich für die Gesundheit macht, ist vor allem sein Anteil am Vitamin B_{12}, das im Knochenmark die roten Blutkörperchen reifen läßt. Es ist das Zentralatom dieses Vitamins, das deswegen auch Cobalamin genannt wird. Mangelt es an Kobalt, bilden Bakterien im Darm weniger Vitamin B_{12}. Es droht eine perniziöse Anämie – falls nicht genügend von dem Vitamin mit der Nahrung aufgenommen wird. Ist diese Blutarmut entstanden, genügt Kobalt nicht zur Heilung, es muß das ganze Cobalamin sein.

Kobalt hat jedoch eine Vielzahl weiterer Funktionen, die über seine Bedeutung als Bauteil des Vitamins zumeist vergessen werden. Es aktiviert eine ganze Reihe von Enzymen, unter anderem sorgt Kobalt dafür, daß genügend Eiweiß aufgebaut wird. Es unterstützt die Wirkung anderer Mineralstoffe, etwa die Aufnahme von Jod in die Schilddrüse und das Freisetzen von Eisen aus Speichern.

Kobalt ermöglicht nicht nur das Ausreifen der roten Blutkörperchen, sondern regt auch deren Produktion an, und zwar auf indirektem Wege: Das Spurenelement läßt in den Nieren mehr von deren Hormon Erythropoetin entstehen, das wiederum im Knochenmark die Blutbildung stimuliert. Kobalt hat aber auch eine Kehrseite. Im Übermaß verdrängt es Calcium aus den Zellen und stört dadurch die Arbeit des Herzmuskels, führt sogar zur Herzinsuffizienz. Warnendes Beispiel dafür ist das »kanadische Biertrinkerherz«. Daran erkrankten in den 60er Jahren Kunden einer Brauerei in Kanada. Diese hatten ihrem Bier ein wenig Kobalt zugesetzt, damit der Schaum möglichst lange im Glas stehen bliebe. Wer reichlich davon trank, der bekam

Kobalt aktiviert verschiedene Enzyme, ist mitbeteiligt an der Bildung der roten Blutkörperchen und an der Jodaufnahme durch die Schilddrüse

zuviel vom Kobalt. Das führte zu einer Herzschwäche, an der sogar einige der Biertrinker starben.

Kupfer: Hemmt Entzündung im Gelenk

Falls ein Mensch mehr Kupfer im Blut hat als normal, ist das nicht unbedingt die Folge einer vermehrten Zufuhr. Der erhöhte Serumspiegel kann durchaus das Anzeichen einer sinnvollen Abwehrreaktion des Körpers gegen eine Entzündung sein, beispielsweise gegen einen akuten Schub der chronischen Polyarthritis, in dem mehrere Gelenke entzündet sind.

Kupfer hat eine entzündungshemmende Wirkung und macht Freie Radikale unschädlich

Kupfer hat nämlich entzündungshemmende Eigenschaften. Flammt irgendwo im Körper eine Entzündung auf, gibt die Leber aus ihrem Speicher mehr von dem Spurenelement frei. Es aktiviert das sogenannte Retikulo-Endotheliale System (abgekürzt: RES). Dieser Bestandteil des Immunsystems umfaßt verschiedenartige »Freßzellen«, die allesamt zur Phagozytose fähig sind; im Falle einer Entzündung umfließen und verschlingen sie geschädigte und abgestorbene Zellen.

Wichtiger noch ist eine Wirkung des Kupfers in den Zellen selbst. Dort ist es – wie auch Zink – Bestandteil des Enzyms Superoxid-Dismutase (abgekürzt SOD). Ist genügend davon vorhanden, werden alle Freien Radikale unschädlich gemacht, die bei der Verwertung von Sauerstoff anfallen; das Enzym ergänzt also die Arbeit der Antioxidantien wie Vitamin C und E und Beta-Carotin. Mangelt es an SOD, dann sammeln sich Sauerstoff-Radikale in den Zellen an und können Entzündungen auslösen. Zufuhr von Kupfer wirkt dieser Ursache entgegen, indem es eine vermehrte Bildung dieses Enzyms ermöglicht. Ist der Vorrat in der Leber erschöpft, sollte das Spurenelement als Arzneimittel der Orthomolekularen Medizin eingenommen werden.

Für die entzündungshemmende Wirkung vom Kupfer gibt es hieb- und stichfeste Beweise, sowohl bei seiner alleinigen Anwendung als Mono-Präparat als auch in Kombination mit Arzneimitteln der Schulmedizin. Bei Versuchen in Amerika wurde Aspirin als dortiges Standardmittel gegen Gelenkrheumatismus gemeinsam mit Kupfer in einer Verbindung als Kupfer-Aspirinal versuchsweise Patienten verabreicht. Die schmerzstillende Wirkung wurde dadurch um das zehn- bis 20fache verstärkt. Zudem hatte das Aspirin in dieser Kombination weitaus weniger unerwünschte Nebenwirkungen, weil Kupfer die Magenschleimhaut vor seinen Angriffen schützt.

Aspirin hat in Kombination mit Kupfer weniger Nebenwirkungen

Wohlgemerkt: Auf diese Weise wurden wohl die Symptome der Gelenkentzündung behandelt, nicht aber die eigentliche Ursache der Polyarthritis. Sie ist eine Autoimmunkrankheit, bei der das Immunsystem körpereigenes Gewebe in den Gelenken als fremd verkennt und deshalb angreift. Um diesen fundamentalen Irrtum zu korrigieren und Rheuma nachhaltiger zu beeinflussen, muß man in das Immungeschehen selbst eingreifen – so wie wir es in der Schwarzwald Privatklinik Obertal sehr erfolgreich mit der Thymosand-Therapie tun.

Zurück zum Kupfer. Sein Anteil an dem SOD-Enzym hat noch andere Bedeutung. Dazu gehört das Abfangen der Freien Radikale, die entstehen, wenn ionisierende Strahlen auf die Zellen treffen. Das geschieht nicht nur bei Strahlentherapie und Röntgendiagnose; Strahlen dringen jederzeit aus der natürlichen Umwelt auf den Menschen ein – vom Himmel, aus dem Boden, sogar aus bestimmten Baumaterialien von Häu-

Kupfer macht die Zellen »strahlenfester« und schützt vor Krankheitserregern

sern. Kupfer macht die Zellen gewissermaßen strahlenfester, wie Tierversuche amerikanischer Wissenschaftler bewiesen haben. Mäuse erhielten erst eine organische Kupferverbindung ins Futter gemischt, dann wurden sie einer an sich tödlichen Dosis von Gamma- und Röntgenstrahlen ausgesetzt. Dennoch überlebten 58 Prozent der Tiere länger als 30 Tage; dagegen waren alle Mäuse einer Vergleichsgruppe, die kein Kupfer, jedoch dieselbe Strahlendosis erhalten hatten, nach 18 Tagen tot.

Kupfer tut noch viel mehr für den Menschen. Es ist in den meisten Antikörpern zur Abwehr eingedrungener Krankheitserreger enthalten und schützt auf diese Weise vor Infektionen.

Es ist – in Zusammenarbeit mit dem Vitamin C – an der Bildung des Kollagens beteiligt; unter anderem macht es die Knochen fest, indem es die sogenannte Quervernetzung zwischen deren Längsfasern einleitet. Mangelt es an Kupfer, werden die Knochen brüchig – diese zusätzliche Ursache der Osteoporose wird noch zuwenig bedacht.

Kupfer ist über das Enzym Tyrosinase beteiligt am Stoffwechsel des Pigments Melanin, das der Haut die Farbe gibt. Ein Mangel daran zeigt sich zunächst in weißen Flecken; schlimmstenfalls bleicht die ganze Haut aus, und der Betroffene wird zum Albino.

Kupfer wird unter anderem im Bindegewebstoffwechsel sowie beim Eisentransport benötigt

Was Kupfer unentbehrlich macht, das ist auch seine Beteiligung an der Blutbildung. Neben Eisen und Kobalt ist es das dritte »Blut-Element«. Eisen wäre gänzlich nutzlos, gäbe es Kupfer nicht. Damit der Körper das zweiwertige Eisen (es heißt so, weil es in wäßriger Lösung zwei positive Ladungen hat) aus den Nahrungsmitteln verwerten kann, muß es in seine drittwertige Form umgewandelt werden – und das ist nur mit Hilfe des kupferhaltigen Enzyms Ferrioxidase möglich (auch Vitamin C muß dabeisein). Eine mögliche Konsequenz dessen: Trotz ausreichender Zufuhr von Eisen kann eine Eisenmangel-Anämie entstehen, falls es an Kupfer mangelt. Ist diese Ursache gesichert, können schon kleinste Mengen von diesem Spurenelement die Blutarmut beseitigen.

Vom Kupfer kann der Mensch auch zuviel bekommen. Besonders empfindlich reagieren Kleinkinder in den ersten Lebensmonaten. Wird Babynahrung mit stark kupferhaltigem Wasser zubereitet, können sie an Leberzirrhose erkranken; in den letzten zehn Jahren sind mehr als 15 Kinder in der Bundesrepublik daran gestorben. Am meisten Kupfer enthält relativ saures Wasser, daß zwei bis acht Stunden in einer Kupferleitung gestanden hat – insbesondere dann, wenn diese Leitung innen nicht mit einer Calcium-Magnesium-Schicht überzogen ist, was bei weichem Wasser eher der Fall ist. Ein Schutz davor ist, reichlich Wasser ablaufen zu lassen, bevor es verwendet wird. Sicherheitshalber jedoch sollte Babynahrung nicht mit Wasser aus einer neuen Kupferleitung zubereitet werden. Auch Erwachsene können unter dem Übermaß an Kupfer leiden. Das zeigt sich unter anderem in psychischen Störungen und in Änderungen des Verhaltens wie Unruhe und Aggressivität.

Kleinkinder dürfen kein kupferhaltiges Wasser bekommen

Lithium: Verhindert Depressionen

Ärzte im amerikanischen Bundesstaat Texas entdeckten einen gravierenden Unterschied in der Volksgesundheit: Während die Einwohner von El Paso psychisch ungemein stabil waren, mußten in der Stadt

Dallas siebenmal soviel Menschen mit psychiatrischen Erkrankungen in Kliniken behandelt werden. Die Ursache dafür fand sich schließlich im Trinkwasser: In Dallas wurde es aus Brunnen dicht unter der Oberfläche gewonnen und enthielt sehr wenig Lithium, für El Paso wurde es aus großer Tiefe hochgepumpt und brachte reichlich von diesem Spurenelement mit.

Da zu wenig Lithium im Trinkwasser war, wurden die Menschen psychisch krank

Lithium wirkt normalisierend auf gewisse Funktionen der Nervenzellen im Gehirn. Das hatte als erster der australische Psychiater John Cade bereits im Jahre 1949 erkannt, war damals jedoch nicht beachtet worden. Zwar ist bis heute nicht genau bekannt, was das Spurenelement im Gehirn bewirkt. Aber Lithium ist mittlerweile etabliert als zuverlässiges Mittel zur Vorbeugung von Depressionen; sowohl von deren »unipolarer Form«, die den Betroffenen mit einem Gefühl der Hoffnungs- und Hilflosigkeit niederdrückt als auch von deren manisch-depressiver Form, die den Patienten sich abwechselnd »zu Tode betrübt« und »himmelhochjauchzend« fühlen läßt. Gegen gesteigerte Aggressivität soll es beruhigend wirken, und bei so manchem Fall von »Freß-Brechsucht« kann es den Psychiater ersetzen. Unter dieser Bulimie leiden vor allem Frauen; erst stopfen sie Unmengen an Lebensmitteln in sich hinein, um bald darauf alles wieder zu erbrechen.

Lithium hilft gegen verschiedene Formen von Depressionen

Soll Lithium hilfreich sein, dann muß es über lange Zeit und mit großer Regelmäßigkeit angewendet werden, und zwar unter ständiger ärztlicher Kontrolle. Denn das Spurenelement kann unerwünschte Wirkungen haben wie Händezittern, Durchfall, Unterfunktion der Schilddrüse, Störungen der Nieren. Es hängt vor allem von der richtigen Dosis ab, damit der spürbare Nutzen ohne großen Schaden zu gewinnen ist – und die kann nur der Arzt bestimmen.

Das gilt auch für eine andere Indikation, die es erst seit wenigen Jahren gibt. Lithium ist ein sogenannter Immunmodulator, der das körpereigene Abwehrsystem positiv beeinflußt. Es regt vor allem die Bildung von Leukozyten an; das sind spezialisierte weiße Blutkörperchen im Dienste der Immunabwehr. Diese Wirkung macht das Spurenelement wertvoll als Hilfsmittel in der Krebsbehandlung, die häufig eine unvermeidliche Kehrseite hat. Werden nämlich die bösartigen Geschwülste mit Zytostatika (das sind Medikamente, welche die Zellteilung hemmen) und mit Strahlen behandelt, wird auch das Knochenmark in Mitleidenschaft gezogen; infolgedessen werden weniger Leukozyten gebildet, und der Patient wird anfälliger für Infektionen. Wird dagegen zur Chemo- und Radiotherapie zusätzlich Lithiumkarbonat verabreicht, kann es diese »Leukozytendepression« und deren Folgen vermindern.

Lithium regt die Bildung von weißen Blutkörperchen an, die für das Immunsystem von größter Bedeutung sind

Versuche deutscher Mediziner bestätigen diese Wirkung vom Lithium. Bei den Patienten, die es als sogenanntes Adjuvans erhielten, verkürzte es sowohl die Fieberphasen als auch die Aufenthaltsdauer im Krankenhaus. Darüber hinaus verbesserte es durch seine antidepressive Wirkung das Befinden der Krebskranken – mehr Lebensqualität ist gerade in diesen Fällen als Nebenwirkung sehr erwünscht.

Mangan: Normalisiert Blutzucker

»Mangan ist … für Aufbau und Erhaltung des Skeletts erforderlich.« Mit diesen dürren Worten beschreibt die Deutsche Gesellschaft für Ernährung eine der wichtigen Funktionen dieses Spurenelements. Was das

Mangan ist für den Stoffwechsel von Knochen und Gelenken wichtig und beugt deshalb der Osteoporose und Arthrose vor

für den Menschen bedeutet, veranschaulicht besser der Fall eines amerikanischen Baseballspielers.

Der Mann hatte sich beim Spiel mehrere Knochen gebrochen, und diese heilten außerordentlich schlecht. Schuld daran war eine Osteoporose, infolge derer zuwenig Knochengewebe neu gebildet wurde. Weil diese Krankheit in solch jungen Jahren ungewöhnlich ist, suchten die Ärzte nach der Ursache und fanden sie schließlich in einer Serumanalyse: Mangan war im Blut des Patienten überhaupt nicht nachzuweisen, auch die Werte für Zink und Kupfer waren sehr niedrig. Daraufhin wurde das Spurenelement als Arzneimittel gegeben, und der Sportler hatte bald wieder heile Knochen.

Diese und andere Wirkungen vom Mangan kommen indirekt zustande. Es aktiviert eine ganze Reihe von Enzymen; unter anderem solche, die unerläßlich sind für die Bildung von Kollagenen und Mukopolysacchariden als wesentliche Bestandteile des Stütz- und Bindegewebes in Haut, Knorpel, Sehnen, Knochen. In diesem Zusammenhang findet auch eine Beobachtung deutscher Wissenschaftler ihre Erklärung: Mangelt es an Mangan, ist die Bildung von Knorpel und der »Gelenkschmiere« Synovia gestört; das könnte die Ursache von Gelenkschmerzen sein und zudem das Entstehen von Arthrose und Rheuma fördern.

Über Enzyme ist Mangan an vielen Prozessen des Stoffwechsels beteiligt, darunter an der Gewinnung von Glutaminsäure für die Versorgung des Gehirns sowie am Abbau von Eiweiß zu Harnstoff. Sein Mitwirken an der Verwertung der Kohlenhydrate ist zumindest in Tierversuchen geklärt: Ein Mangel an Mangan hemmt die Funktion der sogenannten B-Zellen in der Bauchspeicheldrüse, die das Hormon Insulin produzieren, und läßt den Blutzuckerspiegel anstei-

Manganmangel hemmt die Insulinproduktion und läßt den Blutzucker ansteigen

104

gen. Umgekehrt berichten Ärzte über die erfolgreiche Behandlung von Patienten, die an einer Hypoglykämie mit zuwenig Blutzucker litten: Allein die Gabe von Mangan genügte in einigen Fällen, um den Blutzuckerspiegel anzuheben und die Symptome der »Unterzuckerung« zu beseitigen wie Schweißausbrüche, Schlaflosigkeit, Muskelschmerzen, Heißhunger abwechselnd mit Appetitlosigkeit, Nervosität, Depressionen. Dieser scheinbare Widerspruch in der Wirkung des Mangans muß noch geklärt werden; möglicherweise ist er eine Frage der Dosis.

Mangan hilft sowohl bei zu hohem Blutzuckerspiegel als auch bei Unterzucker

Als sicher gilt, daß das Spurenelement noch eine Vielzahl anderer Funktionen im Organismus erfüllt. So ist aus Versuchen mit Mäusen bekannt, daß Fehlen von Mangan zu Unfruchtbarkeit und zu Komplikationen während der Schwangerschaft führt. Das könnte auch beim Menschen der Fall sein. Mangan ist Bestandteil der schützenden Superoxid-Dismutase in den Zellorganellen.

Wie dem auch sei. Bei der Anwendung vom Mangan gilt wie bei allen anderen Nährstoffen derselbe Grundsatz von der Harmonie der Elemente, die Voraussetzung ist für einen Erfolg und deren Wechselwirkung deshalb stets bedacht werden müssen. Im konkreten Fall bedeutet das: Wird Mangan angewendet, muß auch Zink zugeführt werden, weil es sonst dem Körper bald daran mangeln würde.

Molybdän: Partner der Minerale

Der Körper eines erwachsenen Menschen enthält nur ein einziges Milligramm (= 1/1000 g) Molybdän – 50mal weniger als Kupfer und 1000mal weniger als

Zink. Dennoch ist dieses Schwermetall ebenso wie die beiden anderen ein »essentielles Spurenelement« – sein Fehlen ist unvereinbar mit Gesundheit und führt zu Mangelerscheinungen.

Der Mensch braucht Molybdän zum Leben

Daß der Mensch unbedingt Molybdän zum Leben braucht, entdeckten unabhängig voneinander zwei Arbeitsgruppen im Jahre 1953, und zwar in dem Enzym Xanthinoxidase. Es ist eine Voraussetzung für die Verstoffwechselung der Purine; diese Substanzen werden vor allem mit Fleisch und Fleischwaren aufgenommen, auch mit Spargel, und zu Harnsäure abgebaut – dank des eben genannten Metallenzyms. Mangel an Molybdän schwächt die Aktivität der Xanthinoxidase, die beim Abbau von Purinen eine wichtige Rolle spielt. Diese Erkenntnis wird mittlerweile therapeutisch genutzt: Ist der Harnsäurespiegel zu hoch, wird dieses Enzym gehemmt, um die erhöhten Werte zu senken.

Molybdän ist Bestandteil verschiedener Enzyme, die für die Ausscheidung der Harnsäure und der Umwandlung von Alkohol in der Leber verantwortlich sind

Ähnliche Funktionen erfüllt Molybdän in mindestens zwei anderen Enzymen. In der Aldehydoxidase, die Alkohol in der Leber umwandeln hilft, und in der Sulfitoxidase, welche die eine Schwefelverbindung Sulfit in eine andere namens Sulfat überführt. Was sich hier so lapidar lesen mag, ist unabdingbar für ein gesundes Leben; ein angeborener Mangel an Sulfitoxidase führt beim Kind zu schwersten Stoffwechselstörungen und endet im Schwachsinn.

Molybdän arbeitet mit anderen Mineralstoffen und Spurenelementen zusammen. Ein besonders enges Verhältnis hat es zu den Fluoriden. Es erleichtert im Darm ihre Aufnahme in den Organismus ebenso wie deren Einlagerung im Knochengewebe und in den Zahnschmelz. Diese Kooperation führt zu der naheliegenden Annahme, daß Molybdän ein zusätzlicher Schutzfaktor gegen Osteoporose und Karies sein könnte.

Bestätigt wird sie durch einen Befund britischer Mediziner der Universität Birmingham: Je mehr von dem Spurenelement im Boden enthalten ist, desto weniger Löcher entstehen in den Zähnen der Schulkinder, die auf ihm leben.

Eine ganz andere Funktion erfüllt Molybdän für das Eisen. Es hilft dabei, dieses Element aus der Verbindung freizusetzen, in der es vom Blut transportiert wird; erst danach kann es für den Aufbau der roten Blutkörperchen genutzt werden. Mangelt es an Molybdän, dann kommt es zwangsläufig zu einem relativen Mangel an Eisen. Obgleich genügend davon im Körper vorhanden ist, steht zuwenig für die Blutbildung zur Verfügung, und es kann – ganz ähnlich wie bei einem Mangel an Kupfer – zu einer Eisenmangel-Anämie kommen. Solche Fälle müssen dementsprechend behandelt werden – nicht etwa durch Zufuhr von Eisen, sondern durch Einnehmen von Molybdän.

Ein Mangel an Molybdän führt automatisch zu einem Eisenmangel

Nickel: Helfer für Hormone

Vom Nickel ist, leider, viel mehr Negatives als Nützliches bekannt. Bei vielen jungen Menschen verursacht es die sogenannte Jeansknopf-Dermatitis. Dieses Ekzem entsteht, weil die Haut krankhaft überempfindlich reagiert auf das Nickel aus dem Knopf – typischerweise am Nabel, wo die Hose die nackte Haut berührt.

Daß Nickel ebenfalls ein essentielles, also lebensnotwendiges Spurenelement ist, gilt heute noch mehr als Vermutung denn als Tatsache. Dieses Nichtwissen hat einen ganz einfachen Grund: Weil viele Nahrungsmittel reichlich davon enthalten, ist ein Mangelzustand

Nickel verstärkt vermutlich die Wirkung von Insulin und mildert wahrscheinlich schädliche Wirkungen des Streßhormons Adrenalin

unwahrscheinlich – und deshalb das Metall für die Forschung weniger interessant. Dennoch mehren sich Hinweise auf nützliche Funktionen. So verändert Nickel die Wirksamkeit bestimmter Hormone. Es verstärkt den blutzuckersenkenden Effekt vom Insulin und kann damit gegen Zuckerkrankheit hilfreich sein. Es mindert die Wirkung des Streßhormons Adrenalin und könnte den Körper vor Schäden bewahren, etwa ein bereits krankes Herz vor dessen aufpeitschender Wirkung.

Gemessen sind auch charakteristische Veränderungen der Nickelwerte im Blut. Erniedrigt sind diese bei Leberzirrhose und Nierenversagen, erhöht bei den meisten Patienten mit Herzinfarkt. Welche Ursachen diese Abweichungen von der Norm haben, ist ebenso ungeklärt wie deren Bedeutung für die Praxis. Gerade das sollte Nickel in Zukunft zu einem bevorzugten Objekt von Forschungsarbeiten machen – denn so unwichtig, wie es vor kurzem noch schien, ist dieses Spurenelement ganz sicher nicht.

Eines jedoch ist sicher: Eine ganze Reihe tierischer und pflanzlicher Nahrungsmittel enthalten zuviel Nickel, und das bedingt einen geringeren Gehalt an Zink, berichtete Professor Manfred Anke von der Universität Jena auf dem Medica-Kongress 1995.

Schwefel: Elixier für Haut und Haare

Schwefel zählt zu den altbekannten Heilmitteln

Schwefel ist als Heilmittel altbekannt. Äußerlich angewendet wirkt es auf die Haut, löst Schuppen und erweicht Hornsubstanzen. Es wird deshalb als Badezusatz und in Präparaten gebraucht gegen verschiedenste Erkrankungen von Akne, Ekzemen, Krätze bis hin zu Pickeln und übermäßiger Talgabsonderung, die

das Gesicht so unschön glänzen läßt. Innerlich angewendet, regt es die Darmtätigkeit an und beseitigt Ver-
stopfungen auf natürliche Weise; bekanntestes Mittel
zu diesem Zweck ist das Glaubersalz (= Natrium sul-
furicum), das am angenehmsten mit natriumsulfat-
haltigen Mineralwässern aufzunehmen ist.

Schwefel hat darüber hinaus für den gesunden Menschen fundamentale Bedeutung. Zum einen, weil es
in jeder Zelle seines Körpers enthalten ist. Das Spurenelement ist nämlich wesentlicher Bestandteil der
Aminosäuren Cystin und Methionin, aus denen wiederum sehr viele Eiweißverbindungen aufgebaut sind.
Auf diese Weise wirkt Schwefel in dem Stoffwech-
selhormon Insulin mit und ist besonders reichlich im
Keratin enthalten, der Grundsubstanz von Haaren und
Nägeln; es ist auch der Schwefel, der so unangenehm
riecht, wenn Haare verbrennen.

Zum anderen ist Schwefel in der Leber daran beteiligt, den Körper von Schadstoffen aus dem Stoffwechsel zu befreien; in Form von Sulfat hilft er, beispielsweise Phenole und Indoxyl so zu verändern, daß
sie über die Nieren ausgeschieden werden können.
Und drittens ist der Organismus auf Schwefel angewiesen, um andere Nährstoffe verwerten zu können,
etwa die Vitamine B$_1$ und Biotin.

Schwefel hilft der Leber bei der Entgiftung des Körpers von Schadstoffen

Selen: Überall im Immunsystem

Das Selen hat die erstaunlichste Karriere aller Spurenelemente hinter sich. Bis zum Jahre 1957 galt es generell als ein Gift, das dem Menschen nichts als schadet. Diese Einschätzung änderte sich, als Tierversuche
ergaben: Ratten, die sehr wenig Selen im Futter er-

Bis 1957 galt das Spurenelement Selen als ein Gift

hielten, gingen bald an Lebernekrose zugrunde; umgekehrt konnte ein Mehr davon diese Schädigung der Leberzellen verhüten. Der Durchbruch jedoch gelang erst im Jahre 1973 mit der Entdeckung, daß Selen ein wesentlicher Bestandteil des Enzyms Glutathionperoxidase ist; jedes seiner Moleküle enthält vier Atome Selen.

Selen ist für das Schutzsystem des Organismus von größter Bedeutung

Dieses Enzym hat größte Bedeutung im Schutzsystem des Organismus gegen die – schon häufig genannten – Freien Radikale. Als sogenanntes Antioxydans verhindert es, daß sich beim lebensnotwendigen Abbau der Fettsäuren zu viele Hydroperoxide ansammeln, die sowohl einzelne Bestandteile der Zellen als auch ganze Gewebe zerstören können; Selen arbeitet dabei besonders eng mit dem Vitamin E zusammen. Sehr wahrscheinlich gibt es mindestens vier weitere selenhaltige Enzyme. Allein sein Anteil an der Glutathionperoxidase genügt, um Selen zu einem essentiellen Spurenelement zu machen, das unerläßlich ist für die Funktion des gesamten Organismus und für die Erhaltung der Gesundheit. Darüber hinaus ist Selen zumindest als ein Adjuvans zu gebrauchen; das heißt: als ein wertvolles Hilfsmittel bei der Behandlung einer ganzen Anzahl verschiedener Erkrankungen.

Die systematische Erforschung der Wirkung vom Selen hat gerade erst begonnen. Dennoch haben Beobachtungen in der Klinik und Versuche in Laboratorien bereits eine Fülle von Ergebnissen erbracht. Sie können von der Grundlagenforschung noch nicht gänzlich erklärt werden, geben jedoch Anlaß zu großen Hoffnungen. Hier ein Überblick über den gegenwärtigen Stand des Wissens. Weitere selenabhängige Enzyme sind heute bekannt. Es ist wichtig für die Bildung der Schilddrüsenhormone.

110

Selen beeinflußt sämtliche Bereiche des Immunsystems, sowohl dessen unspezifische Reaktion durch Phagozyten (das sind die »Freßzellen«, die sich alle fremden und schädlichen Dinge einverleiben) als auch die spezifische Immunantwort mit Antikörpern und Killerzellen, die sich gezielt gegen Erreger und Fremdkörper wenden.

Ein Mangel an Selen begünstigt daher das Entstehen so weitverbreiteter Erkrankungen wie Allergien, Rheuma, Krebs, und er macht den Menschen anfälliger für Infektionen. Die zuletzt genannte Folge führte zum ersten Nachweis einer Selenmangelkrankheit. Das ist die »Keshan-Krankheit«. Sie wird so genannt nach der chinesischen Region Keshan, in der unerklärlicherweise viele Kinder, Jugendliche, Frauen an einem Herzmuskelschaden erkrankten, infolgedessen unter Rhythmusstörungen und auch Lungenödemen litten, schließlich an Herzversagen starben. In internationaler Zusammenarbeit gelang es, das Geheimnis zu lüften. Boden, Wasser, Pflanzen von Keshan enthalten äußerst wenig Selen; dieser Mangel schwächte die Immunabwehr der Bewohner derart, daß sogenannte Coxsackie-B4-Viren ihre Herzen befallen und die Kardiomyopathie verursachen konnten. Seitdem das bekannt ist, erhalten alle Menschen in Keshan einmal in jeder Woche eine Tablette mit 0,3 Milligramm Selen; diese Spur vom Element genügt, um sie gesund zu erhalten.

Aufgrund dieser guten Erfahrung sollte bei jeder Behandlung, die auf bzw. über das Immunsystem wirkt, Selen nicht fehlen. Dazu eine Anmerkung: Unsere Immuntherapie mit Thymosand berücksichtigt das; denn im Thymusgewebe, aus dem ja die wirksamen Faktoren gewonnen werden, sammelt sich Selen rasch und reichlich an.

Das Enzym wirkt gegen Allergien und rheumatische Erkrankungen

Selen schützt das Herz des Menschen vor einem Infarkt und hilft ihm, zu überleben, falls es dennoch davon betroffen ist. Der erste Hinweis darauf kam wieder aus der Statistik. In den Gegenden Finnlands und der USA, in denen ein Mangel an dem Spurenelement besteht, gab es wesentlich mehr Todesfälle durch Herz-Kreislauferkrankungen als in anderen Landesteilen mit ausreichender Versorgung mit Selen.

Selen verringert das Risiko einer Arteriosklerose und sorgt für Sauerstoff im Herzen

Mediziner gingen diesem Zusammenhang nach und entdeckten, daß Selenmangel dem Herzen mehrfach schaden kann. Zum einen begünstigt er das Entstehen der Arteriosklerose, welche die Blutgefäße im Herzmuskel einengt und seine Versorgung mit Sauerstoff verringert. Zum anderen läßt er die Blutplättchen leichter miteinander verkleben, so daß sich Thrombosen bilden und eine bereits eingeengte Koronararterie völlig verschließen.

Ist auf diese Weise ein Infarkt entstanden, könnte Selen mithelfen, Patienten vor dem Herztod zu bewahren. Diese Hoffnung machen Versuche mit Schweinen, deren Herz-Kreislaufsystem dem des Menschen am ähnlichsten ist. Bei vorsätzlich hervorgerufenen Infarkten verhinderte Selen das Auftreten des gefürchteten Kammerflimmerns, bei dem der Herzmuskel sich unkoordiniert bewegt, so daß die meisten Tiere überlebten. Zudem verbesserte es die Mikrozirkulation in den kleinen Gefäßen, die daraufhin dem betroffenen Gewebe wieder mehr Sauerstoff zuführte, und es verschaffte dem angeschlagenen Herzmuskel Schonung, indem es den Blutzucker senkt und auch den peripheren Gefäßwiderstand, gegen den er das Blut in den Kreislauf pumpen muß. Bald nach Bekanntwerden dieser Zusammenhänge hat die Regierung von Finnland Konsequenzen daraus gezogen. Sie läßt dem Tierfutter und dem Getreide Spuren von Selen zusetzen. Seither ist die Zahl der Herztoten dort zurückgegangen.

Selen ist wirksam gegen Krebs, sowohl zur Vorbeugung als auch bei der Behandlung. Seine prophylaktische Wirkung kommt zu einem Gutteil über die Stärkung des Immunsystems zustande; unter anderem vermehrt es in der richtigen Dosis eindeutig die Anzahl und die Aktivität der sogenannten Natural-Killer-Zellen. Auch das bestätigt ein Befund aus der Keshan-Region in China. Seitdem deren Bewohner wegen der drohenden Herzerkrankung regelmäßig Selen zu sich nehmen, gibt es auch weniger Fälle von Leberkrebs, der früher dort sehr häufig aufgetreten ist.

Sogenannte In-vitro-Untersuchungen an Zellkulturen im Labor bewiesen, daß das Spurenelement nicht nur den Abbau von krebserregenden Substanzen zu weniger gefährlichen Stoffen bewirkt, sondern sogar Veränderungen im Erbmaterial rückgängig macht, die von diesen Cancerogenen ausgelöst worden sind. Daß ausreichende Zufuhr von Selen tatsächlich das Risiko einer Krebserkrankung mindert, bestätigt nicht zuletzt ein Experiment mit »C3H-Mäusen«. Von diesen speziell gezüchteten Versuchstieren erkranken etwa 80 Prozent spontan, also ohne jedes Zutun, an Brustkrebs; wird ihrem Trinkwasser etwas Selen zugesetzt, sinkt diese Quote auf nur 10 Prozent.

In therapeutischen Dosen tötet Selen sogar Krebszellen ab

Bei der Behandlung von Krebserkrankungen kann das Spurenelement ein wertvolles Hilfsmittel sein. Wird es gemeinsam mit bestimmten Chemotherapeutika verabreicht, mindert es deren unerwünschte Wirkungen auf Herz und Nieren, ohne jedoch ihre Wirksamkeit gegen die Tumorzellen zu beeinträchtigen. Im Gegenteil: Selen vermag bei Krebs die Zellatmung wieder zu steigern und dadurch die Tumorzellen wieder emp-

113

findlich zu machen für die Wirkung der Arzneimittel; es durchbricht also die gefürchtete Resistenz gegen Zytostatika, an der so manche Therapie scheitert.

In sehr hohen Dosen ist es ein lebensgefährliches Gift. Selen erfüllt viele weitere Funktionen im Körper. Das zeigt sich – unter anderem – daran, daß Patienten mit chronischem Gelenkrheumatismus, mit Schuppenflechte, mit Katarakt (= Grauer Star) eines gemeinsam haben: zuwenig Selen im Blut. Zwar müssen diese Leiden keine Selenmangelkrankheiten sein, möglicherweise aber läßt sich durch zusätzliche Gaben von dem Spurenelement ihr Entstehen verhindern und ihre Behandlung verbessern – was noch zu klären ist.

Selen hilft gegen Grauen Star, Schuppenflechte und Neurodermitis

Gesichert dagegen ist, daß Selen Gifte aus der Umwelt im Körper unschädlich macht. Es geht mit den Schwermetallen Blei, Cadmium, Quecksilber schwerlösliche Verbindungen ein, so daß sie den Menschen nicht krank machen können. Das gilt auch für das Quecksilber, das aus der Amalgam-Legierung in Zahnplomben freigesetzt wird; hat Selen es erst einmal an sich gebunden, ist es nicht mehr giftig. Allerdings hat dieser Schutz auch seine Kehrseite: Das Selen, das dafür verbraucht wird, steht für andere Aufgaben nicht mehr zur Verfügung; deshalb kann es sogar trotz an sich ausreichender Zufuhr zu einem sekundären Mangel an dem Spurenelement kommen. Um das zu verhindern, sollten die Menschen, die großen Belastungen durch Schadstoffe aus der Umwelt ausgesetzt sind bzw. die besonders empfindlich reagieren auf Quecksilber aus den Zahnplomben, mehr Selen aufnehmen als andere.

Das Spurenelement macht Umweltgifte unschädlich

Vor einer Selbstbehandlung mit dem Spurenelement sei nachdrücklich gewarnt. Für das Selen gilt dasselbe wie für viele Mittel der Orthomolekularen Medizin: Sowohl ein Mangel als auch ein Übermaß daran ist zu vermeiden. Zwar droht in der Bundesrepublik eher ein Mangel daran: Durchschnittlich nehmen hierzulande die Frauen 38 Mikrogramm und die Männer 47 Mikrogramm zu sich. Das ist eindeutig zu wenig: Mindestens 1 Mikrogramm pro Kilogramm Körpergewicht sollte es sein; die amerikanische Akademie der Wissenschaften hält zwischen 50 und 200 Mikrogramm für sicher und angemessen. Aber nur der erfahrene Arzt kann feststellen, ob ein Mensch über genügende Mengen von dem Spurenelement verfügt, ob eine erhöhte Zufuhr über Nahrungsmittel (vor allem mit Fleisch, Eiern, Fisch) genügt oder ob spezielle Präparate erforderlich sind, um einen Mangel daran auszugleichen bzw. um eine pharmakologische Wirkung als Arzneimittel zu erreichen.

Selen sollte nur unter ärztlicher Kontrolle eingenommen werden

Werden die Präparate nach Anweisung des Arztes genommen, kommt es ganz sicher nicht zu einer Vergiftung mit Selen. Um angesichts des Mangels an Selen die Nahrung zu optimieren, sollten angepaßte moderate Dosierungen gewählt werden; eine längere Substitution mit höheren Dosen ist nämlich nicht ungefährlich. Mit den Dosierungen entsprechend unserer Vital-Plus-Therapie (Selen ist in Antioxirell enthalten) sind Überdosierungen ausgeschlossen.

Silizium: Macht Adern elastisch

Was die Arterien fest und zugleich elastisch macht, das ist das Silizium. Seine Atome bilden gewissermaßen die Verstrebungen zwischen den Eiweißmolekülen im Gewebe und halten diese zusammen; auf ähnliche Weise hat es Einfluß auf die Entwicklung der Knochen und auf den Zustand des Bindegewebes.

Silizium macht Arterien fest und zugleich elastisch

115

In jungen Jahren erhält der Körper am meisten von diesem Spurenelement. Je älter der Mensch wird, desto mehr Silizium geht ihm verloren – auch aus den Arterien, die infolgedessen starrer und spröder werden. Ob darüber hinaus ein Zusammenhang zwischen abnehmendem Gehalt an Silizium und zunehmender »Verkalkung« durch Arteriosklerose besteht, ist noch ungeklärt.

Der Begriff »Spurenelement« bedeutet, daß der Organismus diese Elemente nur in Spuren benötigt

Bestätigen sich diese Annahmen, dann könnte Kieselsäure mit ihrem Wirkstoff Siliziumdioxid ein Mittel zur Vorbeugung von Arteriosklerose sein. Heute wird sie vor allem als eine Art Schönheitsmittel angepriesen, das gerade dem Organ mehr Silizium zuführt, das besonders viel davon benötigt – das ist die Haut. Allerdings wird vielfach mehr versprochen, als gehalten werden kann; das Spurenelement kann möglicherweise den Zustand der Haut verbessern, ein Jungbrunnen ist es gewiß nicht.

Weniger bekannt ist die Anwendung von Silizium als Arzneimittel. Es wird auch in der Bundesrepublik noch immer gebraucht als »Stopfmittel«, das im Darm den Durchfall stoppen soll sowie als »Antazidum«, das im Magen überschüssige Säure bindet und vor allem zur Vorbeugung von Geschwüren dort genutzt wird. Diese Silikate bilden im Magen ein Gel, das dessen Schleimhaut auskleidet, einige Stunden lang an ihr haftenbleibt und währenddessen die Angriffe der Säure von ihr abhält.

Übrigens: Gesundheitsstörungen durch einen Mangel an Silizium konnten beim Menschen bislang nicht nachgewiesen werden. Ein Zuviel davon kann jedoch schädlich sein; wird es etwa mit Gesteinsstaub eingeatmet, führt das nachweisbar zu einer sogenannten Silicose der Lunge.

Vanadium: Unterstützt das Insulin

Der Name Vanadium ist wohl kaum einem »Normalverbraucher« ein Begriff; ausgenommen den Stahlwer-
kern, die es dem Eisen zusetzen, um es härter und ela-
stischer zugleich zu machen. Das Spurenelement tut
jedoch allen Menschen gut. Indem es andere Mineralien dabei unterstützt, sich in Knochengewebe und
Zahnschmelz einzulagern, schützt es vor Osteoporose
und Karies. Indem es das Entstehen von Cholesterin
im Stoffwechsel hemmt, wirkt es der Arteriosklerose
entgegen.

*Vanadium schützt
vor Karies,
Arteriosklerose
und Osteoporose*

Die Aufnahme von wenigen Mikrogramm Vanadium
pro Tag deckt den Bedarf des Organismus und sichert
seinen Nutzen. In weitaus höherer Dosierung hat das
Spurenelement noch eine ganz andere Wirkung: Es
kann das Hormon bei der Behandlung der Zuckerkrankheit unterstützen.

Diese gänzlich neue, faszinierende Möglichkeit der
Orthomolekularen Medizin zeichnet sich nach ersten
Versuchen im renommierten Weizmann-Institut in
Rehovot (Israel) ab. Dort gab man zuckerkranken Patienten keine Injektionen von Insulin, sondern setzte
Vanadium ihrem Trinkwasser zu. Der Effekt war derselbe: Binnen vier Tagen normalisierte sich der Blutzuckerspiegel, und im weiteren Verlauf bildeten sich
alle Diabetes-Symptome zurück; die Gewichtsverlu-
ste wurden nicht nur gestoppt, die Kranken nahmen
sogar wieder zu; unerwünschte Wirkungen und Vergiftungserscheinungen traten nicht auf.

*Erstaunliche
Wirkungen hat
Vanadium bei
Diabetes mellitus*

Diese Erkenntnis hat Eingang in die Praxis gefunden:
Vanadium wird bei zuckerkranken Menschen zusätz-
lich therapeutisch angewendet, auch bei uns in der
Schwarzwald Privatklinik Obertal in Baiersbronn. Das

117

Spurenelement ist Bestandteil von Aminorell, einer der vier Säulen unserer Vital-Plus-Therapie.

Zink: Schützt im Innern und nach außen

Zink heilt Entzündungen, Ekzeme und Wunden

Zink hat sich schon längst einen Stammplatz in vielen Hausapotheken gesichert. In Form von Zinksalbe werden mit ihm verschiedenste Hauterkrankungen kuriert. Aus ihr dringt das Spurenelement in die kranke bzw. verletzte Haut ein, steht dort für die Bildung neuer Zellen zur Verfügung, unterstützt somit die Heilung von Entzündungen, Ekzemen, Wunden.

Eine weitere Wirkung auf die Haut ist in Deutschland noch wenig bekannt, wird jedoch seit Jahrzehnten bereits im englischsprachigen Raum genutzt: Zink heilt Akne! Dort hat man nämlich festgestellt, daß während der Wachstumsjahre der Bedarf des Körpers daran besonders groß ist und daß es deshalb in der Pubertät leicht zu einem Mangel kommt. Zinkmangel bewirkt unter anderem, daß von der Haut vermehrt Hornzellen gebildet werden. Sie stauen Talg, der von Bakterien in freie Fettsäuren zersetzt wird, die wiederum Entzündungen verursachen mit den unschönen Knoten, Pusteln, Abszessen.

Das Spurenelement Zink ist wichtig für gesunde Haut

Wird dagegen der Wirkstoff Zink als Lutschtablette (Zinkorell, rezeptfrei, Apotheke) angewendet, wird die Haut in drei Monaten wieder rein, glatt, gesund. Diese heilsame Wirkung des Spurenelements ist ebenso gut wie die der Tetrazykline, die als Antibiotika die krankmachenden Bakterien in der Haut vernichten; das hat ein vergleichender Test ergeben. Im Gegensatz zu diesem Arzneimittel beseitigt Zink die Verhornungsstörung der Haut als eigentliche Ursache der Akne – ganz im Sinne der Orthomolekularen Medizin.

Weitaus größere Bedeutung hat Zink für das Immunsystem des Menschen. Es erfüllt dort zum Teil gleiche Funktionen wie etwa das Selen, indem es die Bildung oder die Aktivität wichtiger Bestandteile der körpereigenen Abwehr anregt, von den »Freßzellen« (= Phagozyten, die sich Erreger und Fremdkörper einverleiben und sie dadurch unschädlich machen) bis zu den »Gedächtniszellen« (die tatsächlich so heißen, weil sie nach dem ersten Zusammentreffen mit Bakterien oder Viren entstehen, sich bei erneutem Kontakt mit ihnen daran erinnern und unverzüglich die Bildung spezifischer Antikörper veranlassen). Darüber hinaus hat Zink im Immunsystem einzigartige Funktionen, die von keinem anderen Spurenelement übernommen werden können.

Was es so einzigartig macht, ist auch seine Bedeutung für die Thymusdrüse. Das interessiert uns in der Schwarzwald Privatklinik Obertal besonders; immerhin haben wir dank unserer Thymosand-Therapie beste Erfahrungen mit der Wirkung von Thymusfaktoren auf das geschwächte bzw. gestörte Immunsystem des Menschen.

Unsere Schwarzwald Privatklinik in Obertal hat beste Erfahrungen mit der Wirkung von Thymusfaktoren gemacht

Zum besseren Verständnis zunächst eine grundlegende Erklärung.

Die Thymusdrüse ist gewissermaßen die Schulungsstätte für körpereigene Abwehrkräfte. Sind weiße Blutkörperchen im Knochenmark entstanden, werden sie hierher geschickt und zu Spezialisten ausgebildet, zu den verschiedenen T-Lymphozyten (wobei T für Thymusdrüse steht). Diese wiederum haben ihre besonderen Fähigkeiten, etwa als »Helferzellen«, welche die Immunabwehr unterstützen, und als »Suppressorzellen«, welche nach erfüllter Aufgabe die Abwehrkräfte wieder dämpfen.

Und nun der spezielle Aspekt. Ein »Schulmeister« der Lymphozyten in der Thymusdrüse ist das Hormon Thymulin, und das ist auf die Hilfe von Zink als sogenannter Cofaktor angewiesen. Mangelt es an dem Spurenelement, verliert Thymulin seine biologische Wirksamkeit. Zwangsläufig können nicht mehr genügend T-Lymphozyten ausgebildet werden, und der betroffene Mensch verliert diesen wichtigen Schutz gegen Erkrankungen. Je weniger Zink der Organismus besitzt, desto schwächer ist sein Immunsystem. Im Zinkmangel kommt es zu einer Verminderung der Funktion der zurückgebildeten Thymusdrüse.

Eine Folge dessen ist eine erhöhte Anfälligkeit für Infektionen. So haben Untersuchungen in den Entwicklungsländern ergeben, daß mangelernährte Kinder dort *Mangelernährte Kinder sterben 50- bis 500mal häufiger an Kinderkrankheiten* 50- bis 500mal häufiger an den Kinderkrankheiten sterben als solche, die genügend Zink erhalten; selbst Schutzimpfungen retten sie nicht davor, weil bei ausgeprägtem Zinkmangel das Immunsystem nicht einmal mehr mit der Bildung von Antikörpern gegen die Erreger reagieren kann. Diese Zusammenhänge sind auch eine Erklärung dafür, warum Menschen während strenger, nicht ärztlich überwachter Hungerkuren leichter an Erkältungen oder anderen Infektionen erkranken. Zink ist ein wesentlicher Bestandteil vom Eiweiß; beim unkontrollierten Fasten geht dem Körper deshalb auch viel von dem Spurenelement verloren – und das fehlt dann dem Immunsystem.

Eine Zufuhr von Zink kann dank seiner vielfältigen, tiefgreifenden Wirkung die Abwehrkräfte anregen und stärken. Diese Therapie muß jedoch Sache eines erfahrenen Arztes sein, der die Dosis festlegt und den Verlauf überwacht. Wer sich auf eigene Faust behandelt, der kann sogar krank werden. Denn zuviel Zink ist ungesund, hat eine gegenteilige Wirkung und schwächt das Immunsystem.

Allein seine einzigartige Rolle bei der körpereigenen Abwehr macht das Zink zu einem essentiellen Spurenelement. Selbst sie ist nur ein Bruchteil seiner wahren Bedeutung für den Menschen. Es ist im Erbgut und in anderen Bestandteilen einer jeden Zelle enthalten, also unerläßlich für Wachstum und Erneuerung des Körpers. Es bildet den Kern von mehr als 100 Enzymen und erfüllt mit ihnen eine Vielzahl weiterer lebensnotwendiger Funktionen. Um nur einige zu nennen: Zink ist beteiligt über das Hormon Insulin am Zuckerstoffwechsel, über die alkalische Phosphatase am Aufbau der Knochen, über die Carboanhydrase an der Bildung von Säure im Magen und an der Ausscheidung von Urin durch die Nieren. Schließlich, wenngleich nicht letztendlich, reguliert Zink im Enzym Alkoholhydrogenase in der Leber nicht nur den Abbau von Alkohol, sondern auch die Bereitstellung von Vitamin A als Retinal, das für den Sehvorgang in der Netzhaut benötigt wird.

Zink ist Bestandteil jeder Zelle und für viele Enzyme wichtig

Fazit: Ohne Zink gibt es kein Leben. Andererseits kann die optimale Zufuhr des Spurenelements helfen, die Gesundheit zu erhalten bzw. wiederherzustellen. Im Rahmen der Orthomolekularen Medizin wird Zink gegen ein ganzes Spektrum von Krankheiten angewendet (unter anderem mit Zinkorell in Form von Injektionen und Lutschtabletten). Es kommen noch immer Indikationen hinzu. Jüngsten Berichten zufolge hilft es gegen zwei sehr verschiedene Gesundheitsstörungen bei Frau und Mann.

Ohne Zink gibt es kein Leben

Zum einen gegen Unfruchtbarkeit von Männern. In

Zink wirkt zum einen gegen Unfruchtbarkeit von Männern, zum anderen bei Magersucht von Frauen

Fällen, in denen alle anderen Mittel und Methoden bereits versagt hatten, vermochte Zink die Zahl der Spermien zu vermehren und diese zugleich beweglicher zu machen, womit die Voraussetzungen für eine Befruchtung geschaffen waren.

Zum anderen bei der »Magersucht« (= Anorexia nervosa) der Frauen. Zink regte den Appetit derart an, daß die Patientinnen endlich wieder mehr aßen als zuvor, sich ihr körperlicher Zustand und ihre psychische Verfassung besserten. Für viele Frauen ist Zink aus einem anderen Grund sehr wichtig. Falls sie regelmäßig und jahrelang die Anti-Baby-Pille anwenden, sinkt – aus noch nicht gänzlich geklärten Gründen – der Zinkspiegel des Blutes. Die Folgen dessen zeigen sich vor allem an den Organen, die am meisten auf das Spurenelement angewiesen sind. Wegen Störungen des Immunsystems können Entzündungen der Eierstöcke (= Adnexitis) häufiger auftreten, und auf der Haut begünstigt der Mangel eine »periorale Dermatitis« mit Rötungen und Bläschen rund um den Mund herum.

Vor einer Selbstbehandlung wird gewarnt

Mehr Zink als normal kann in diesen Fällen ein gutes Heilmittel sein. Doch auch hierfür gilt die Warnung vor der Selbstbehandlung. Weil Zink im Körper nicht nur mit dem Vitamin A, sondern auch mit einer ganzen Anzahl anderer Spurenelemente zusammenwirkt, kann ein Überschuß daran einen Mangel an Kupfer herbeiführen. Das ist in der Regel unerwünscht, nur in einem Ausnahmefall gewollt. Bei der sogenannten Wilson-Krankheit speichern Leber, Nieren, Gehirn, rote Blutkörperchen viel zuviel Kupfer; Zink wird als natürlicher Gegenspieler verabreicht – in der Hoffnung, daß es ihm gelingt, den Körper von dem schädlichen Übermaß an Kupfer zu befreien.

Weniger Zink als normal kündigt sich auf einzigartige

122

Weise an: Es kommt zu Geruchs- und Geschmacksstörungen sowie zu einer Unverträglichkeit von Alkohol. Wenn also zunehmend häufiger etwas wahrgenommen wird, das »komisch riecht« oder »komisch schmeckt«, oder Bier und Schnaps nicht mehr so gut vertragen werden wie zuvor, dann sind das Warnzeichen für einen Mangel an dem Spurenelement Zink. Darüber sollte man in jedem Fall mit dem Arzt reden!

Zinn: Wirkt über die Nieren

Zinn ist ein lebensnotwendiges Spurenelement, da es auch Bestandteil des Gastrins (Magenenzym) ist. Weitere positive Wirkungen werden vermutet. Wurden Ratten ganz ohne Zinn ernährt, verzögerte sich ihr Wachstum, verloren sie Haare, verging ihnen der Appetit. Hoffnungen werden auf Zinn gesetzt, insbesondere bei der Behandlung der essentiellen Hypertonie. Wie sie zustande kommt, ist noch immer ungeklärt. Es wird vermutet, daß eine Funktionsstörung der Niere den Blutdruck in krankhafte Höhen treibt. Deshalb setzten amerikanische Mediziner auch dort mit ihren Behandlungsversuchen bei Ratten an. Sie verabreichten ihnen Zinnchlorid, das die Aktivität des Enzyms Hämoxidase um das Fünffache steigerte; gleichzeitig ging der Blutdruck auf normale Werte zurück. Dieser Erfolg ist ebenso Anlaß zu weiteren, noch laufenden Versuchen wie zwei andere Befunde. Zum einen wirkt Zinnchlorid wie erwünscht nur in den Nieren; die Aktivität desselben Enzyms in der Leber bleibt unverändert. Zum anderen dauert die Wirkung des Spurenelementes lange an; noch sieben Wochen nach Absetzen hatten die Versuchstiere einen gesunden Blutdruck.

Für Zinn sowie die meisten Spurenelemente gilt: Sie sind noch längst nicht genügend erforscht

Zinn hat einen günstigen Einfluß auf zu hohen Blutdruck und hilft bei der Therapie gegen Schuppenflechte

Eine andere Verbesserung bringt Zinn möglicherweise bei der Behandlung schwerster Fälle von Psoriasis. In Form von Zinn-Protoporphyrin wird es dem Patienten einmal infundiert, danach dessen kranke Haut an sieben Tagen hintereinander mit ultraviolettem Licht bestrahlt. Diese Photochemotherapie genügte bei ersten Versuchen, um die Schuppenflechte für Monate verschwinden zu lassen.

Essentielle Fettsäuren: Rohstoffe für Gewebshormone

Fett im Übermaß schadet der Gesundheit, ohne diesen Nährstoff jedoch kann der Mensch nicht existieren. Fett bringt in erster Linie die Energiereserve zum Leben, ist Träger der fettlöslichen Vitamine und Lieferant der essentiellen Fettsäuren; diese müssen regelmäßig zugeführt werden, weil der Organismus sie nicht selbst herstellen kann (weil essentielle Fettsäuren diese Eigenschaft mit den Vitaminen gemeinsam haben, wurden sie einst auch »Vitamin F« genannt).

Unter essentiellen Fettsäuren versteht man die mehrfach ungesättigten Fettsäuren

Linolsäure ist die wichtigste von ihnen. Sie ist vor allem in pflanzlichen Ölen aus Distel, Sonnenblume, Maiskeimen, Soja, Baumwollsaat enthalten. Die beiden anderen sind die Linolensäure aus dem Leinöl sowie die Arachidonsäure, die allerdings auch im Körper aus der Linolsäure gebildet werden kann. Welch wichtige Funktionen sie erfüllen, zeigt sich besonders deutlich, wenn es an ihnen mangelt. Dann ist das Wachstum behindert, die Wundheilung verzögert, im Blut entstehen eher Gerinnsel, und der Mensch ist anfälliger für Infektionskrankheiten, weil sein Immunsystem nicht mehr bestmöglich funktioniert.

Vermehrte Zufuhr der essentiellen Fettsäuren kann diese Mangelzustände beheben, besser noch verhüten. Im Sinne der Orthomolekularen Medizin genutzt werden auch zwei Verbindungen, die normalerweise erst im Stoffwechsel aus Linolen- bzw. Linolsäure entstehen. Die eine ist die Gamma-Linolensäure, die für Arzneimittel aus Samen der Schwarzen Johannisbeere und Nachtkerze gewonnen wird. Die andere ist die Eikosapentaensäure, bekannter als Omega-3-Fettsäure, aus dem Öl von Meeresfischen wie Lachs, Makrele, Hering, Sardine.

Ihre größte Bedeutung haben alle essentiellen Fettsäuren als Rohstoffe, aus denen die sogenannten Prostaglandine gebildet werden. Diese Substanzen werden auch Gewebshormone genannt; obgleich sie nicht von Drüsen abgesondert werden, haben sie in winzigen Mengen ebenso große Wirkung wie richtige Hormone. Zudem sind sie überall im Körper vorhanden und verantwortlich für eine Vielzahl von Effekten, im Übermaß fördert Arachidonsäure Entzündungen.

Die verschiedenen essentiellen Fettsäuren werden über die richtige Verteilung und Menge Prostaglandine zu Schutzmitteln für Herz und Kreislauf. Sie senken erhöhte Blutspiegel von Cholesterin und der Triglyzeride (das ist eine andere Form von Blutfetten), wirken dadurch der Arteriosklerose entgegen. Sie verhindern, daß Blutplättchen zu Thromben verklumpen, die zum Beispiel einen Herzinfarkt oder eine Lungenembolie verursachen. Sie verbessern die Fließeigenschaften des Blutes, machen es »dünnflüssiger«, so daß es besser durch bereits verengte kleinste Blutgefäße strömen und die Gewebe dort wieder besser versorgen kann. Sie senken einen krankhaft erhöhten Blutdruck und beseitigen mit ihm einen der wichtigsten Risikofaktoren für

Essentielle Fettsäuren sind Schutzmittel für Herz und Kreislauf, indem sie die Blutfettwerte senken

Arteriosklerose. Mit diesen Effekten der Prostaglandine wird erklärt, warum Eskimos etwa 40mal weniger vom Herzinfarkt gefährdet sind als Mitteleuropäer – dank reichlich Fisch bei Tisch nehmen sie mindestens 10mal mehr Omega-3-Fettsäuren zu sich.

Wegen anderer Wirkungen haben die essentiellen Fettsäuren weiteren möglichen Nutzen als Mittel zur Behandlung von Krankheiten. Alle diese Bemühungen sind zwar über erste Anfänge noch nicht hinausgekommen, lassen aber hoffnungsvolle Ansätze erkennen, wie drei Beispiele beweisen.

Entzündungen werden durch essentielle Fettsäuren gehemmt

Essentielle Fettsäuren hemmen Entzündungen, wurden deshalb versuchsweise bei chronischer Polyarthritis angewendet. Rheuma-Patienten, die drei Monate lang zusätzlich Fischöl-Kapseln einnahmen, konnten hinterher die Gelenke am Morgen leichter bewegen und mit den Händen wieder kräftiger zugreifen.

Essentielle Fettsäuren sind Bestandteile vieler Zellstrukturen, insbesondere in den Nervenzellen. Das gab Anlaß zu einem Behandlungsversuch der Multiplen Sklerose; bei dieser Krankheit von Gehirn und Rückenmark entstehen an den Nerven viele (= multiple) kleine, verstreute Entzündungsherde, die später verhärten (= Sklerose). Patienten im Anfangsstadium nahmen regelmäßig Gamma-Linolensäure zu sich. Während der 30 Monate des Versuchs verschlechterte sich ihr Zustand nicht, und das ist schon ein Erfolg. Wie er zustande kommt, muß noch erforscht werden. Besteht die Multiple Sklerose schon länger oder ist sie bereits weiter fortgeschritten, zeigt der Nährstoff leider keine Wirkung mehr.

Essentielle Fettsäuren erhalten die Haut gesund. Bei einem Mangel daran wird sie trocken, rauh und schuppig. Neuesten Erkenntnissen zufolge spielen sie auch eine wesentliche Rolle bei der Entstehung der Neurodermitis; dieses Hautleiden tritt bereits bei kleinsten Kindern auf, mit Rötung und Verdickung von Hautstellen und mit einem quälenden Juckreiz. Untersuchungen deutscher Mediziner haben ergeben, daß eine Mit-Ursache eine Stoffwechselstörung sein könnte: Im Blut von Patienten war zwar ausreichend Linolsäure enthalten und zu wenig Gamma-Linolensäure, wie diskutiert wird. Theoretisch müßte es deshalb möglich sein, durch Zufuhr von Gamma-Linolensäure diesen Mangelzustand auszugleichen und die Neurodermitis zumindest zu bessern bzw. von vornherein zu verhindern. Erste Studien bestätigen das.

Neueste Tests bestätigen: Essentielle Fettsäuren halten die Haut gesund

Einen Nutzen haben diese Untersuchungen bereits. Sie erklären, warum Stillen manche Säuglinge vor einer Neurodermitis bewahren kann: Mit der Muttermilch erhalten sie dreimal mehr Gamma-Linolensäure als aus der Kuhmilch.

Nur maximal 30 Prozent der Kalorien sollten über Fett aufgenommen werden, knapp 10 Prozent gesättigte Fette, höchstens 10 Prozent mehrfach ungesättigte und gut 10 Prozent einfach ungesättigte Fettsäuren.

Essentielle Aminosäuren: Bausteine aller Zellen

Der Körper eines 70 Kilogramm schweren Menschen besteht zu etwa 13 Kilo aus Eiweißstoffen. Sie sind unter dem Oberbegriff Proteine zusammengefaßt, erfüllen jedoch eine Vielzahl unterschiedlicher fundamentaler Aufgaben. Als Enzyme, ohne die der Stoffwechsel nicht möglich wäre. Als Hormone, die von Drüsen gebildet und mit dem Blut über den ganzen

Körper verteilt werden, um als Botenstoffe lebenswichtige Funktionen zu steuern. Als Strukturproteine, die – unter anderem – als Kollagen der Haut, dem Bindegewebe, den Knochen ihre Struktur und Festigkeit geben. Als sogenannte kontraktile Proteine, die chemische Energie in Bewegung umwandeln, etwa in der Muskulatur. Als Antikörper, die wesentliche Bestandteile des Immunsystems sind.

Es gibt insgesamt 24 sogenannte Aminosäuren, die für den Aufbau von Körpersubstanz unverzichtbar sind

Alle diese Proteine bestehen aus Hunderten bis Tausenden kleinster Bausteine, die in vielerlei Variationen die großen Eiweißmoleküle bilden. Es sind die sogenannten Aminosäuren. Insgesamt gibt es 24 von ihnen. Die meisten kann der Körper aus anderen Verbindungen selbst gewinnen. Bei acht von ihnen ist das nicht möglich; das sind die »essentiellen Aminosäuren«, die regelmäßig und ausreichend mit der Nahrung zugeführt werden müssen. Ihre Namen: Leucin, Isoleucin, Lysin, Methionin, Phenylalanin, Threonin, Tryptophan, Valin.

Fehlt auch nur eine der essentiellen Aminosäuren, kann das der Gesundheit schaden. Nicht nur, weil sie für Aufbau und Ersatz der Körpersubstanz unverzichtbar sind, sondern auch, weil sie im Organismus noch andere Funktionen zu erfüllen haben. Einige Beispiele verdeutlichen diese Bedeutung.

Leucin baut das Eiweiß im Blutplasma und im Gewebe auf

Leucin kann in dringend benötigte Fettsäuren umgewandelt werden; das geschieht, unter anderem, in den Brustdrüsen, wenn diese Muttermilch zum Stillen absondern. Es ist wesentlich beteiligt am Aufbau von Eiweiß im Blutplasma und im Gewebe; ein Mangel daran führt zu allgemeiner Schwäche.

Lysin ist Bestandteil verschiedener Enzyme und der Kollagenfasern. Offensichtlich ist es auch wichtig für Funktionen des Immunsystems; es soll wirksam sein gegen die Herpes-Viren, welche die »Fieberbläschen« am Mund verursachen.

Methionin ist der wichtigste Lieferant von Schwefel sowie selbst Bauteil für andere Wirkstoffe im Organismus; beispielsweise für den Leberschutzstoff Cholin, für die Hormonsubstanz Keratin in Nägeln und Haaren, für das Hormon Insulin.

Isoleucin fördert die Verwertung anderer Aminosäuren aus den Nahrungsmitteln; darüber hinaus soll es hilfreich sein gegen Streß.

Threonin wirkt ähnlich wie Isoleucin, fördert zudem den Knochenwuchs.

Valin ist wichtig für die Funktion des Nervensystems und für den Aufbau vom Hämoglobin als Farbstoff der roten Blutkörperchen und Transportmittel für den Sauerstoff.

Phenylalanin wird zum Rohstoff für die Thyroxin-Hormone der Schilddrüse sowie für Noradrenalin, das als sogenannter Neurotransmitter der Verständigung der Hirnzellen untereinander dient; es soll sowohl gegen Depressionen als auch gegen die »Schüttellähmung« der Parkinson-Krankheit hilfreich sein. Im Zwölffingerdarm ist die essentielle Aminosäure beteiligt am Aufbau des Verdauungshormons Cholezystokinin, das auch ein Sättigungsgefühl auslöst; wegen dieses Zusammenhangs wird Phenylalanin als ein natürlicher Appetitzügler verordnet. Tryptophan gelangt ebenfalls ins Gehirn, das daraus den Neurotransmitter Serotonin bildet. Es wird zur Behandlung von Schlafstörungen und Depressionen benutzt.

Es gibt noch semi-essentielle Aminosäuren, die zwar nicht unverzichtbar sind, aber wegen ihrer großen Bedeutung als Mittel der Orthomolekularen Medizin genutzt werden. Dazu gehören das Histidin, das in

Phenylalanin hilft gegen Depressionen und die Parkinson-Krankheit

Die Anwendung von Tryptophan ist in Deutschland wegen seiner Nebenwirkungen verboten

vielen Enzymen und in dem Hämoglobin der roten Blutkörperchen enthalten ist sowie Cystein, das von den Immunorganen Milz, Lymphknoten, Thymusdrüse verwertet und gemeinsam mit der von uns entwickelten Drei-Komponenten-Therapie gegen die Arthrose eingesetzt wird, um in kranken Gelenken den noch vorhandenen Knorpel zu schützen – was jedoch umstritten ist.

Wasser: Transporter der Nährstoffe

Ohne Wasser könnten Vitamine nicht zur Wirkung gelangen

Wasser ist kein Nährstoff, dennoch ein lebensnotwendiger Bestandteil der Nahrung. Alle Mineralstoffe und Spurenelemente sowie die meisten Vitamine könnten nicht zur Wirkung gelangen, gäbe es nicht Wasser als Lösungs- und Transportmittel. Verbindungen von Kalium, Natrium, Calcium, Magnesium müssen erst in wäßriger Lösung in Ionen zerfallen, ehe sie im Körper als sogenannte Elektrolyte wirksam werden können. Und alle biochemischen Reaktionen, die den Menschen am Leben erhalten, laufen im Körperwasser ab.

Von allen chemischen Verbindungen hat Wasser den größten prozentualen Anteil am Körpergewicht. Ein junger Mann besteht zu 63 Prozent daraus, seine Gefährtin nur zu 52 Prozent, weil sie mehr Fettgewebe mit einem sehr geringen Anteil an Wasser besitzt.

Das Körperwasser ist in zwei verschiedenen Räumen enthalten. Zum einen im Intrazellulärraum, also im Innern der Zellen. Zum anderen im Extrazellulärraum, und zwar sowohl in den Spalten zwischen den einzelnen Zellen als auch im Gefäßsystem aus Arterien, Kapillaren, Venen. Das Wasser im Extrazellulärraum enthält alle Nährstoffe, die für die Versorgung der Zellen notwendig sind; relativ groß ist der Anteil von 6,9 Gramm Kochsalz pro Liter – weshalb Blut etwas salzig schmeckt.

Um die Gesundheit des Menschen zu erhalten, muß seine Wasserbilanz stets ausgeglichen sein. Ein Erwachsener verliert täglich etwa 2,4 Liter Wasser. Etwa 0,3 Liter gewinnt der Organismus selbst im Stoffwechsel als Oxidationswasser; der große Rest muß ihm zugeführt werden mit Nahrungsmitteln und Getränken – wobei Mineralwasser wegen seines Gehaltes an Mineralstoffen und Spurenelementen besonders wertvoll ist.

Die Wasserbilanz im Körper muß stets ausgeglichen sein

3 Die Vital-Plus-Therapie – und wie mit ihr Krankheiten behandelt werden

Die richtigen Mikro-Nährstoffe in der richtigen Zusammensetzung, in der richtigen Menge und zur richtigen Zeit – auf dieser Grundlage wurde an der Schwarzwald Privatklinik Obertal die Vital-Plus-Therapie entwickelt. Lesen Sie in diesem Kapitel, was diese Mikro-Nährstoffe im Krankheitsfall alles bewirken können und wie sie wirken.

Krankheit ist ein Ungleichgewicht, gekennzeichnet durch den Verlust der Harmonie zwischen einem »Zuviel« und einem »Zuwenig«

Gesundheit bedeutet, vereinfacht gesagt, die Ausgewogenheit zwischen einem »Zuviel« und einem »Zuwenig«. Krankheit dagegen ist ein Ungleichgewicht, gekennzeichnet durch den Verlust an Harmonie. Die Wiederherstellung der Harmonie von Körper, Seele und Geist ist das erklärte Ziel aller ärztlichen Bestrebungen. Eine Möglichkeit, dieses Ziel zu erreichen, ist die Orthomolekulare Medizin. Es handelt sich dabei, wie Sie nun wissen, um eine Therapie mit den richtigen Molekülen in den richtigen Mengen.

Die richtigen Moleküle sind die mehr als 40 verschiedenen Vitamine, Mineralstoffe und Spurenelemente, essentiellen Aminosäuren und Fettsäuren. Zwar ist jeder einzelne dieser Nährstoffe lebenswichtig, aber keiner wirkt nur für sich allein. Entscheidend für den Erfolg der Orthomolekularen Medizin ist deshalb auch das harmonische Miteinander aller Nährstoffe. Die Wechselwirkungen des einen auf die anderen geben die Möglichkeit, die positiven Wirkungen der einzelnen Nährstoffe nicht nur zu addieren, sondern durch richtige Auswahl sogar zu multiplizieren. In der richtigen Zusammensetzung sind Vitamine, Mineralstoffe und Spurenelemente, essentielle Aminosäuren und Fettsäuren deshalb in ihrer Wirkung mehr als die Summe der Einzelstoffe.

Die richtige Zusammensetzung der einzelnen Nährstoffe bringt die positive Wirkung

Die richtige Menge der Nährstoffe in der Orthomolekularen Medizin muß jeweils vom Arzt individuell für den Patienten festgelegt werden. Es gibt deshalb keine allgemeinen Normen, wohl aber gewisse Grundsätze dafür:

Anfangs höhere Dosen für eine relativ kurze Zeit, um eine pharmakologische Wirkung zu erreichen bzw. um einen Mangelzustand auszugleichen.

Anschließend eine niedrigere Erhaltungsdosis über lange Zeit bzw. auf Dauer, um die Gesundheit zu erhalten, um Rückfälle abzuwenden, um Erkrankungen vorzubeugen. Zusätzlich sollte jeder Patient lernen, sich künftig eine ihm angepaßte, ausgewogene, bedarfsgerechte Ernährung zuzubereiten. Wenn auch ein Nährstoffmangel dadurch nicht immer gänzlich zu verhindern ist, so kann er doch so gering wie möglich gehalten werden – und damit auch seine Folgen. Auch viele positive Pflanzenstoffe, die die Pflanze vor Sonneneinstrahlung, Fraßfeinden und anderem schützen, werden dem Körper über die Nahrung zugeführt und schützen ihn somit vielfältig vor aggressiven Radikalen, fördern die Entgiftung, verbessern den Zuckerstoffwechsel, senken Blutfette, wirken Virus- und Bakterieninfektionen entgegen und haben wahrscheinlich noch weitere positive Wirkungen. Sie sind noch nicht voll-

Zur Gesunderhaltung genügt längerfristig eine niedrigere Nährstoffdosis

ständig erforscht. Man vermutet, daß es über 10 000 solcher sekundärer Pflanzenstoffe gibt.

Orthomolekulare Medizin – diese Therapie ist auch heute noch neu in Deutschland

Diese Prinzipien sind auch Grundlagen der Orthomolekularen Medizin in der Schwarzwald Privatklinik Obertal. Wir haben diese, für Deutschland noch neue Therapie integriert in das Gesamtkonzept unserer Behandlungsmethoden aus der Naturheilkunde und aus der Inneren Medizin. Sie ist in erster Linie eine eigenständige Therapie. Sie bildet jedoch auch die Basis für andere therapeutische und prophylaktische Maßnahmen. Denn mit ihrer Hilfe wird ein Mangel an lebenswichtigen Nährstoffen ausgeglichen und damit die Grundlage für den Erfolg jeder weiteren Behandlung geschaffen. Unsere Immun-Therapie mit Thymosand beispielsweise kommt besser zur Wirkung, wenn dem Immunsystem alle Enzyme in der erforderlichen Menge zur Verfügung stehen, um die Abwehrkräfte ausreifen zu lassen – auch dafür sorgt die Orthomolekulare Medizin.

Vital-Plus-Therapie: Die richtigen Nährstoffe in der richtigen Menge

Für ihre Anwendung haben wir unsere eigene Methode entwickelt: Die Vital-Plus-Therapie, die auf einem Vier-Säulen-Prinzip beruht. Jede ihrer Säulen besteht aus Nährstoffen, die nach pharmazeutischen Gegebenheiten und nach therapeutischen Möglichkeiten zusammengefaßt sind. Das garantiert ihr harmonisches Miteinander und eine optimale Wirkung. Das erspart es auch dem Patienten, mehrmals täglich zehn oder noch mehr Nährstoffe einzeln einnehmen zu müssen. Mit unserer Vital-Plus-Therapie kann die Behandlung ganz individuell gestaltet werden – für jeden einzelnen der Nährstoffe und zugleich für ganze Gruppen von ihnen, jeweils nach der Verordnung durch den Arzt.

• Die erste Säule heißt Aminorell. Sie besteht aus Kapseln mit den Spurenelementen Chrom, Kupfer, Man-

gan, Molybdän, Vanadium, Zink und mit ausgewähl-
ten Aminosäuren aus Hefe zur Verbesserung der Aufnahme.

• Die zweite Säule ist Antioxirell in Form von Kapseln. Sie enthält die Vitamine A, C und E, Beta-Carotin
als Vorstufe vom Vitamin A, das Spurenelement Selen
sowie MCT-Fette (= mittelkettige Fettsäuren), welche
die Resorption (= Aufnahme) im Darm fördern.

• Die dritte Säule mit dem Namen Minerell ist ein
Pulver. Sie besteht aus den Bio-Elementen Calcium
und Magnesium sowie Kalium als Hilfsstoff und aus
den Vitaminen C und D (deren Funktion bereits be-
schrieben worden ist) sowie Vitamin K, das unter anderem als Wirkstoff für das sogenannte Osteocalcin
eine große Bedeutung für den Aufbau gesunder Knochen hat.

• Die vierte Säule bildet das Vicoferell mit Brausetabletten. Sie enthalten jede Menge Vitamine: die
Vitamine C, B_1, B_2, B_6, B_{12}, Biotin, Folsäure, Pantothensäure, Nicotinamid und noch zusätzlich das Spurenelement Eisen.

Soweit die vier Säulen, welche die Orthomolekulare
Medizin in der Schwarzwald Privatklinik Obertal tragen. Ihre beste Wirkung haben diese richtigen Nährstoffe in der richtigen Dosierung, wenn sie regelmäßig
zur richtigen Zeit angewendet werden. Das gilt in dop-
peltem Sinne.

Zum einen für die Tageszeit, denn bestimmte Nährstoffe werden besser aufgenommen, wenn sie morgens
auf nüchternen Magen bzw. tagsüber nach Mahlzeiten zugeführt werden. Daraus ergibt sich für die optimale Anwendung der vier Säulen: Morgens nach dem
Aufstehen eine Brausetablette Vicoferell, nach dem
Frühstück ein Beutel mit Minerell, nach dem Mittag-

essen vier Kapseln Aminorell, vor dem Abendessen ein Beutel Minerell und nach dem Abendessen zwei Kapseln Antioxirell. Selbst wenn die vier Säulen aus Zeitgründen nur einmal am Tag eingenommen werden können, werden aus ihnen mehr Vitamine, Mineralstoffe und Spurenelemente resorbiert als aus einer einzigen Zubereitungsart, wie etwa der »Mega-Pille«, die alle diese Nährstoffe auf einmal enthält. Aus den verschiedenen Darreichungsformen Brausetablette, Pulver, Kapsel werden sie nämlich vom Körper zu unterschiedlichen Zeiten aufgenommen und deshalb besser und zu einem größeren Anteil verwertet. Bei einer einmaligen Anwendung am Morgen sollten die vier Säulen in dieser Reihenfolge eingenommen werden: auf nüchternen Magen eine Brausetablette Vicoferell, vor dem Frühstück zwei Beutel Minerell, nach dem Frühstück vier Kapseln Aminorell und zwei Kapseln Antioxirell.

Die »vier Säulen« sind sinnvoller als eine »Mega-Pille«

Zum anderen ergibt sich die richtige Zeit für die Anwendung der Vital-Plus-Therapie aus bestimmten Lebenszeiten, in denen entweder bereits ein Mangel an Vitaminen, Mineralstoffen und Spurenelementen oder ein erhöhter Bedarf daran besteht. Das sind beispielsweise die Zeiten während oder nach Erkrankungen, bei Überbelastung durch Streß, bei erhöhten psychischen Anforderungen bzw. ungewohnten körperlichen Leistungen, auch unter bestimmten Umständen wie exzessives Rauchen und unregelmäßiger Lebensweise, sowie grundsätzlich beim Altern.

Bei Streß oder etwa nach einer Erkrankung ist der Vitaminbedarf erhöht

Die vier Säulen der Vital-Plus-Therapie sind nicht nur während der Behandlung in der Schwarzwald Privatklinik Obertal von großem Nutzen, sondern auch danach. Wir geben nämlich unseren Patienten, wenn es sein muß, die Therapie-Säulen mit nach Hause, die speziell sie benötigen, um ganz gesund zu werden bzw. um gesund zu bleiben. Beispielsweise Antioxirell, dessen Mikro-Nährstoffe das Risiko vermindern, an Krebs zu erkranken. Oder Minerell und Vicoferell zur regelmäßigen Ergänzung der Nahrungsmittel und damit zur Vorbeugung neuerlicher Mangelzustände; das ist empfehlenswert für alle die Menschen, die wegen besonderer Belastung mehr Nährstoffe benötigen als andere oder die einfach nicht in der Lage sind, regelmäßig eine vollwertige Kost zu sich zu nehmen.

Übrigens: Wer keine Zeit für die Vital-Plus-Therapie in der Schwarzwald Privatklinik Obertal hat, der kann deren vier Säulen Aminorell, Antioxirell, Minerell, Vicoferell rezeptfrei in jeder Apotheke erhalten. Das gleiche gilt für weitere Präparate wie Magnorell und Zinkorell-Lutschtabletten für die Zufuhr von Magnesium bzw. von Zink sowie für die Arzneimittel aus dem Vital-Plus-Programm wie Ascorell mit Vitamin C in Injektionslösung mit sulfitfreier Ascorbinsäure und in Pulverform, Folarell mit Folsäure in Tabletten und in Injektionslösung, Novirell B als Injektionslösung mit den Vitaminen B_1, B_6, B_{12}, Tocorell mit Vitamin E als natürliches D-alpha-Tocopherol (neue Bezeichnung: RRR-alpha-Tocopherol) aus Pflanzenöl in Kapseln und Tocorell auch als Injektion, Selenarell als Injektionslösung für die Zufuhr von Selen, Zinkorell als Injektionslösung für die bessere Verwertung von Zink.

Das Vital-Plus-Programm gibt es auch rezeptfrei in der Apotheke

An dieser Stelle noch eine grundsätzliche Bemerkung: Bevor diese Präparate angewendet werden, sollte man sich über die Ernährungsgewohnheiten des Patienten informieren und, soweit erforderlich, den Status wichtiger Mineralstoffe und Spurenelemente bestimmen. Vor die Vital-Plus-Therapie ist natürlich auch bei uns die Diagnose gesetzt. Generell wird jeder Patient nach

Jeder Patient sollte äußerst gründlich untersucht werden

Ankunft in unserer Klinik äußerst gründlich und sehr gewissenhaft untersucht. Speziell im Rahmen der Orthomolekularen Medizin gibt es zwei Besonderheiten.

Die eine sind Proben von Blut bzw. Urin, die im Labor auf ihren Gehalt an bestimmten Nährstoffen hin untersucht werden. So kann nicht nur ein Mangel, sondern auch ein Übermaß an Vitaminen, Mineralstoffen, Spurenelementen erfaßt werden.

Die andere Besonderheit ist eine gezielte Anamnese mit Fragen nach besonderen Lebensumständen und vor allem nach der Ernährung des Patienten. Einer der besonderen Lebensumstände ist beispielsweise ein künstliches Hüftgelenk: aus dessen Metallegierung kann ständig etwas Chrom freigesetzt werden, so daß es nicht angezeigt ist, dieses Spurenelement noch extra zuzuführen.

Trotz nährstoffreicher Ernährung kann ein gewisser Mangelzustand an Vitaminen möglich sein

Wichtiger noch ist die Ernährungs-Anamnese; also das Erfragen dessen, was der Patient ißt und auch trinkt. Ohne eine genaue Kenntnis der Versorgung mit Nährstoffen ist nun einmal eine exakte Dosierung der Vier-Säulen-Therapie nicht möglich. Dabei haben wir schon große Überraschungen erlebt; auch mit Patienten, die sich um eine nährstoffreiche Ernährung bemühten und bei denen wir dennoch einen gewissen Mangelzustand feststellen mußten.

Ein Mangel, trotz Orangensaft

Herr W. S., 57, Bauingenieur, war einer von ihnen. Seit einiger Zeit litt er unter wechselnden Muskel- und Gelenkschmerzen, in der Haut traten kleinste Blutungen auf, und er wurde zunehmend reizbarer. Das alles sind

Symptome, die auf einen Mangel an Vitamin C hindeuten. Unsere diesbezügliche Vermutung wies der Patient empört zurück. Gerade Vitamin C bekomme er genug, erklärte er; bei der Arbeit kann er zwar nicht viel essen, dafür aber trinkt er tagtäglich mindestens eineinhalb Liter Orangensaft.

Als wir nach Details fragten, ergab sich jedoch: Der Orangensaft ist aus einem Konzentrat hergestellt, enthält deshalb von vornherein nicht den vollen Vitamin-Anteil der Orangen; er ist in Flaschen aus ungefärbtem Glas abgefüllt und sowohl im Laden als auch in Küche und Auto von Herrn W. S. der Sonne und Hitze ausgesetzt, wodurch viel von dem licht- und hitzeempfindlichen Vitamin C zerstört wird. Letztendlich hat das Getränk zwar noch den Geschmack nach Orangen, enthält aber kaum noch Vitamin C.

Orangensaftkonzentrat enthält nicht den vollen Vitamin-Anteil

Den Mangel daran glichen wir durch Zufuhr von Vitamin C aus. Je mehr sich dieser Vitaminspiegel normalisierte, desto mehr besserte sich auch der Zustand unseres Patienten. Heute ist Herr W. S. wieder ganz gesund und damit das so bleibt, nimmt er regelmäßig die »Säule 4« unserer Vital-Plus-Therapie zu sich. Aus dieser Brausetablette erhält er nicht nur genügend Vitamin C, sondern noch weitere Nährstoffe, die sein Organismus braucht, um seine Funktionen bestmöglich zu erfüllen und nicht in einen anderen Mangelzustand zu geraten.

Aus unserem Patientengut kennen wir mittlerweile eine ganze Reihe von gleichgelagerten Fällen, in denen ein direkter Zusammenhang besteht zwischen zwar gutgemeinter, aber falsch ausgeführter Ernährung und dem Entstehen von Gesundheitsstörungen. Unter ihnen Herr D. G., 37, selbständiger Kfz-Meister. Er kommt seit einigen Jahren regelmäßig in die Schwarzwald Pri-

Falsche Ernährung und Gesundheitsstörungen bedingen sich gegenseitig

vatklinik Obertal. Nicht als Patient, sondern als Begleiter seiner Ehefrau, die unter rheumatoider Arthritis (das ist eine Art von Gelenkrheumatismus) leidet und deswegen mit unserem Thymosand behandelt wird. Während dieser Therapie macht er drei Wochen Ferien bei uns im schönen Schwarzwald.

Beim letzten Aufenthalt bat er uns um einen Rat – was gegen Haarausfall, trockene und schuppige Haut, unregelmäßige braune Hautflecken zu tun sei. Diese Veränderungen beobachtete er nämlich seit einigen Monaten mit zunehmender Besorgnis an sich. Wenige Fragen genügten, um weitere Störungen zu erkunden: Der Mann fühlte sich nicht mehr so leistungsfähig wie einst, und seitdem eine schwere Mandelentzündung mit großen Mengen Antibiotika kuriert worden war, erkrankte er häufig an Infektionen der oberen Luftwege und des Darmes.

Nach der Einnahme von Antibiotika kam es häufig zu Infektionen

Der Fall war offensichtlich ernster, als Herr D. G. glauben wollte. Deshalb nahmen wir uns des Patienten an. Bei der Suche nach den Ursachen wurden wir mit der Ernährungs-Anamnese fündig. Der Kfz-Meister hatte vor etwas mehr als einem halben Jahr seinen Betrieb erweitert und deshalb noch weniger Zeit als zuvor. Mittags machte er nie eine Essenspause, sondern arbeitete durch, aß und trank schnell nebenher immer dasselbe: Zwei Scheiben Toastbrot sowie ein Mixgetränk aus Milch, verquirlt mit Sanddornsaft und zwei bis drei rohen Eiklar (kein Eigelb, weil das so viel Cholesterin enthält).

Der vermeintliche Gesundheitstrunk war schuld an den Beschwerden

Auf diesen Cocktail schwor der Mann, weil er angeblich »die Nerven stark macht«. Um so verblüffter war er, als wir ihm erklärten, daß der vermeintliche Gesundheitstrunk schuld war an seinen Beschwerden. Mit dem rohen Eiweiß nahm er nämlich zuviel von der Substanz Avidin zu sich; diese bindet im Körper das Vitamin Biotin an sich und führt zu einem Mangel, der sich in den Veränderungen an Haut und Haaren äußert.

Zudem hatten die Antibiotika nicht nur die krankmachenden Erreger in den Mandeln vernichtet, sondern auch die nützlichen Bakterien im Darm, die dort unter anderem Pantothensäure (= Vitamin B5) herstellen. Folge dessen war ein Mangel an diesem Vitamin sowie an weiteren Nährstoffen, weil deren Aufnahme in den Körper durch Resorptionsstörungen im Darm behindert war.

Antibiotika vernichten nicht nur Krankheitserreger, sondern auch nützliche Bakterien

Orthomolekulare Medizin war auch in diesem Fall der wichtigste Teil der Therapie. Mit »Säule 4« unserer Vital-Plus-Therapie erhielt der Patient das Biotin und die Pantothensäure, die ihm fehlten, sowie weitere Nährstoffe, die andere Lücken schlossen; zusätzlich mußten mit Novirell B-Injektionen mehr Vitamine aus dem B-Komplex verabreicht werden, weil diese im Toastbrot kaum vorhanden sind.

Um Erfolg auf Dauer zu erreichen, mußten wir die Behandlung noch erweitern. Mit einer Darmsanierung mit gesunden Keimen, die im Darm wieder eine normale Bakterienflora aufbauen. Mit einer intensiven Unterweisung, wie eine möglichst vollwertige Ernährung beschaffen sein sollte und durchgeführt werden kann – worin auch die Ehefrau des Patienten einbezogen wurde. Seitdem Herr D. G. über die Therapie hinaus die guten Ratschläge für Essen und Trinken befolgt, hat er wieder sein volles Haar, eine glatte Haut und seine gewohnte gute Leistungsfähigkeit. Zwar kann er nach wie vor mittags keine Pause machen, aber er ißt nun mehr Obst und Gemüse sowie Vollkornbrot, trinkt Mineralwasser und Kräutertee.

Eine Darmsanierung mit gesunden Keimen kann eine normale Bakterienflora aufbauen

Krank durch »gesundes Leben«

*Der Arzt muß bis-
weilen wie ein
Detektiv nach der
Krankheitsursache
forschen*

Die Orthomolekulare Medizin läßt die Ärzte mitunter zu Kriminalisten werden, wenn es darum geht, eine Lösung für scheinbar unerklärliche Fälle zu finden. Gelingt uns das, dann sind wir ein bißchen stolz darauf, und unsere Patienten sind sehr dankbar, daß ihnen doch noch geholfen werden konnte.

Einer von ihnen ist Herr W. B., 57, Marketingdirektor in einer Elektrofirma. Dieser Job bedeutet Streß in einem Zwölf-Stunden-Tag und hinterher noch gesellschaftliche Verpflichtungen statt eines erholsamen Feierabends. Der Mann rauchte nicht nur zuviel, er aß mehr Kalorien und trank mehr Alkohol als ihm guttat.

Kein Wunder, daß seine Gesundheit Schäden davontrug. Die letzte Kontrolluntersuchung durch den Hausarzt hatte Übergewicht, Bluthochdruck, erhöhten Cholesterinspiegel im Blut, beginnende Durchblutungsstörungen in den Beinen, eine Fettleber sowie

*Höchste Zeit
zur Umkehr*

erhöhte Leberwerte im Blut ergeben. Höchste Zeit zur Umkehr, mahnte der Arzt, und sein Patient versprach, künftig gesundheitsbewußter zu leben. Tatsächlich bemühte er sich um eine ausgewogene Ernährung, er verzichtete weitgehend auf Alkohol und rauchte überhaupt nicht mehr.

Die Folgen dessen waren fatal. Statt der erhofften Besserung kam es zu einer Verschlechterung des Zustandes. Der Mann fühlte sich immer schwach und müde. Sein Hausarzt konnte sich keinen Reim darauf machen; selbst dann nicht, als noch Herzrhythmusstörungen hinzukamen. Weil alle Medikamente nichts nutzten, kam Herr W. B. zu uns, um sich von seiner vermeintlichen Erschöpfung zu erholen und um neue Kräfte zu tanken, wie er sagte.

142

Wir konnten mehr für ihn tun, ihn nämlich heilen, dank unserer Kenntnisse der Orthomolekularen Medizin. In dem gründlichen ärztlichen Gespräch über seine Lebensgewohnheiten kam zutage, wonach der Patient zuvor niemals gefragt worden war. Statt Zigaretten zu rauchen, kaute er Lakritze, um immer etwas im Mund zu haben und so leichter über den Entzug hinwegzukommen. Lakritze bevorzugte er, weil sie weniger Kalorien enthält als Schokolade, auf die er seines Übergewichtes wegen verzichtete. Mit diesem Indiz war für uns der Fall geklärt. Ein Bestandteil der Lakritze ist die Glyzyrrhizinsäure. Diese bewirkt unter anderem, daß die Nebennierenrinde mehr von dem Hormon Aldosteron absondert, das wiederum mehr von dem Mineralstoff Kalium aus dem Körper treibt. Bereits die Zufuhr von 10 Gramm Lakritze, entsprechend 100 Milligramm Glyzyrrhizinsäure, kann über längere Zeit hinweg zu einem bedrohlichen Kaliummangel führen – wie das bei Herrn W. B. geschehen war.

Statt Zigaretten zu rauchen, kaute der Patient Lakritze

Nachdem dieser Zusammenhang erkannt worden war, lag das weitere Vorgehen auf der Hand. Anfangs erhielt der Patient spezielle Brausetabletten mit Kalium, um den akuten Mangel daran möglichst rasch auszugleichen. Etwas später erhielt er Minerell als »Therapie-Säule 3«, die zudem noch die Bio-Elemente Calcium und Magnesium enthält – auch diese Mineralstoffe werden für ein harmonisches Miteinander der Nährstoffe benötigt. So wurde Herr W. B. wieder ganz gesund.

Rauchen schadet der Gesundheit, das steht auf jeder Zigarettenpackung – manche Auswirkungen sind jedoch wenig bekannt

Apropos Rauchen. Daß es der Gesundheit schaden kann, steht auf jeder Zigarettenpackung. Daß es überraschende, kaum bekannte Auswirkungen haben kann, erlebten wir bei Frau V. G., 46, Bankangestellte.
Sie litt unter einer Urtikaria; »Nesselsucht«, sagt der

Was wie eine Allergie aussieht, kann auch ein Vitaminmangel sein

Volksmund dazu, weil sie auf der Haut ähnliche rote, juckende Quaddeln entstehen läßt wie die Berührung mit einer Brennessel. Die Urtikaria gehört zwar zu den allergischen Erkrankungen, aber bei dieser Patientin fanden wir keinerlei Hinweise darauf. Nicht einmal in ihrem Blut waren vermehrt die Antikörper des sogenannten Immunglobulin E als typische Merkmale dafür nachzuweisen. Statt dessen erbrachte die Laborkontrolle, daß es der Patientin eindeutig an Vitamin C mangelte und daß auch gewisse Spurenelemente in unzureichender Menge vorhanden waren.

Die Ursache dafür erfuhren wir durch die Anamnese. Frau V. G. rauchte zuviel und ernährte sich sehr unregelmäßig. Eigentlich benötigte sie als Raucherin mehr Vitamin C, weil ihr Bedarf daran mindestens doppelt so groß ist wie bei Nichtrauchern. Tatsächlich jedoch erhielt sie nicht einmal das Minimum dessen, weil die alleinstehende Frau häufig in Restaurants speiste, schnell einen Imbiß zu sich nahm und kaum auf eine vollwertige Ernährung achtete. Zwangsläufig kam es zum Mangel an dem Vitamin C sowie zu den Symptomen einer Urtikaria. Dementsprechend behandelten wir die Patientin. Sie erhielt mit Ascorell eine hohe, individuell festgelegte Dosis Vitamin C sowie das Vitamin Nikotinamid (= B3), den Mineralstoff Calcium, die Spurenelemente Mangan und Zink. Weil jedoch solche allergischen Reaktionen immer Zeichen eines gestörten Immunsystems sind, erhielt sie zudem eine immunmodulierende Therapie mit unserem Thymosand.

Durch die Thymosand-Therapie wird es möglich, sich rundum wohler zu fühlen

Das ist nun schon mehr als ein Jahr her. Kürzlich kam Frau V. G. wieder zu einer Auffrischungs-Behandlung mit Thymosand, nach der sie sich damals »rundum wohler« gefühlt hatte, wie sie sagte. Bei dieser Gelegenheit berichtete sie, daß sie in der Zwischenzeit nie wieder unter der Nesselsucht zu leiden gehabt hatte. Sie raucht nun weniger als zuvor und nimmt regelmäßig mit den »Säulen 1 und 4« unserer Vital-Plus-Therapie die Vitamine und Mineralstoffe zu sich, die einer Rückkehr der Urtikaria vorbeugen.

Geringer Mangel, schlimme Folgen

Nicht immer bedingt ein Fehlen von Nährstoffen die klassischen, deutlichen Mangelerscheinungen. Häufiger führen relativ geringe Abweichungen vom Bedarf zu sehr unterschiedlichen Mißempfindungen – dazu, daß die Betroffenen ganz allgemein darüber klagen, daß sie sich nicht wohl fühlen.

So erging es auch S. G., 38, Lehrmeister in einem Elektrowerk. Kurz nachdem er mit seiner täglichen Arbeit begann, fühlte er sich auch schon erschöpft; abwechselnd schmerzten ihm verschiedene Muskeln; oftmals verspürte er ein Druckgefühl in der Herzgegend und einen zu schnellen Herzschlag. Als besonders unangenehm empfand er ein Fremdkörpergefühl im Auge, so als ob Sand unter die Lider geraten sei, das ihn bei Feinarbeiten störte. Der Mann hatte bereits mehrere Ärzte konsultiert. Alle üblichen Untersuchungen blieben ohne Befund, führten lediglich zu einer Verlegenheitsdiagnose »Neurovegetative Dystonie«; sie besagt lediglich, daß infolge einer Fehlsteuerung des Vegetativen Nervensystems gewisse Körperfunktionen gestört sind – jedoch nichts über deren eigentliche Ursache.

In solchen Fällen gilt es, besonders sorgfältig nach den Lebensumständen und Ernährungsgewohnheiten zu

Wenn keine Untersuchung die Krankheitsursache zutage bringt, muß man besonders genau nach den Lebensgewohnheiten fragen

fragen. Das taten wir denn auch und fanden bei Herrn S. G. zwei bemerkenswerte Fakten. Erstens: Er trank reichlich Cola-Getränke und Limonaden, die zum Teil relativ viel Phosphor enthalten. Zweitens: Seine Frau bemühte sich zu Hause zwar um eine ausgewogene Ernährung, aber das Mittagessen in der Kantine war miserabel; es enthielt zuviel Fett und zuviel Salz; es wurde oft sehr lange warmgehalten, wodurch der ohnehin geringe Gehalt an Nährstoffen noch weiter abnahm.

Die Blutuntersuchungen im Labor bestätigten das, was wir angenommen hatten: Sehr niedrige Werte für Calcium und Magnesium nahe der unteren Grenze, einen sehr hohen Phosphorgehalt am oberen Grenzwert sowie etwas zuwenig vom Vitamin Riboflavin (= B$_2$). Zudem waren die roten Blutkörperchen etwas größer als normal, und das Homocystein, ein Risikofaktor für die Arteriosklerose, war erhöht. Beides ein Zeichen für eine unzureichende Vitamin-B-Komplex- und Folsäure-Versorgung.

Selbst geringe Nährstoffabweichungen können unangenehme Folgen haben

Das also waren die geringen Abweichungen an Nährstoffen, die dem Mann das Leben so schwer gemacht hatten. Wir konnten seinen Zustand rasch und gründlich bessern: Indem wir mit unserer Vital-Plus-Therapie die Nährstoffwerte so weit ausglichen, bis alle in einem normalen, mittleren Bereich lagen. Besondere Bedeutung hatten das Riboflavin, mit dessen Zufuhr der Mangel daran als Ursache für das Fremdkörpergefühl in den Augen beseitigt wurde, sowie der gesamte Vitamin-B-Komplex inklusive Folsäure, der die etwas zu großen roten Blutkörperchen und das Homocystein wieder auf ein normales Maß zurückführte.

Unter dieser Therapie blühte der Patient förmlich auf. Er gewann zusehends seine Lebensenergie zurück, machte begeistert mit beim Aufbautraining aus Schwimmen, Gymnastik, Wandern und erlernte eifrig das Autogene Training; das ist eine Art von Selbsthypnose, mit deren formelhaften Vorsätzen das Nervensystem entspannt und beruhigt und über diesen Weg die Funktionen von Organen positiv beeinflußt werden kann. Als S. G. uns nach drei Wochen wieder verließ, hatte er keinerlei Beschwerden mehr und fühlte sich in Hochform. Um dieses Wohlbefinden zu erhalten, nimmt er regelmäßig mit den »Säulen 3 und 4« unserer Vital-Plus-Therapie wichtige Vitamine und Mineralstoffe zu sich – denn das Essen in der Kantine ist unverändert mangelhaft zusammengestellt.

Durch die Ortho-molekulare Medizin bekam der Patient zusehends seine Lebensenergie zurück

In seinem Fall klang es schon an: Der Mensch kann auch zuviel von bestimmten Nährstoffen bekommen. Bei S. G. war es der Phosphor aus den alkoholfreien Erfrischungsgetränken, bei A. D., 53, Prokurist, war es das Kupfer, und zwar aus einer unvermuteten Quelle. Der Mann hatte sich ein Haus gekauft, viel darin umbauen lassen, auch die Wasserversorgung; im Keller wurde eine Entkalkungsanlage installiert, und im ganzen Haus wurden neue Rohre aus Kupfer verlegt. Das hätte er gewiß nicht getan, wenn er die Folgen schon gekannt hätte: Weil die Entkalkungsanlage dem Wasser das Calcium entzog, konnten die neuen Kupferrohre innen nicht mit einer Kalkschicht ausgekleidet werden; deshalb lag das Kupfer frei, geringe Mengen davon lösten sich im Wasser und gelangten mit jedem Schluck in die Körper der Bewohner. Der Hausherr reagierte besonders empfindlich darauf, vor allem mit psychischen Störungen. Er wurde nervös und ungeduldig, später zunehmend aggressiv; nachts schlief er schlecht, tagsüber fühlte er sich schwach, lustlos, müde.

Ein Zuviel von bestimmten Nährstoffen kann ebenfalls zu Beschwerden führen

Das sei der Streß, glaubte nicht nur er. Das meinte auch sein Arzt und empfahl ihm Entspannung, Erholung, Erneuerung. Wie gut für ihn, daß er diese Regeneration unter ärztlicher Aufsicht in der Schwarzwald Privatklinik Obertal suchte. Bei der gründlichen Untersuchung und dem ausführlichen Gespräch kam die Sache mit der Wasserversorgung zutage. Die Blutuntersuchung bestätigte unseren Verdacht: Der Kupferspiegel war deutlich zu hoch. Gegen dieses Übermaß richteten wir die Vital-Plus-Therapie. Insbesondere die Gaben von Zink, Molybdän, Mangan sowie die Vitamine C, Pyridoxin (= B$_6$) und Nikotinamid (= B$_3$) besserten die Beschwerden und senkten den Kupferspiegel auf normale Werte. Er nahm weiterhin Zink als Zinkorell und tat gleich nach der Heimkehr das einzig Richtige: er ließ die Wasserenthärtungsanlage wieder ausbauen, so daß nach und nach der Kupfergehalt auch im Wasser sank.

Kupferleitung plus Wasserenthärter: Mit jedem Schluck gelangt Kupfer in den Körper

Gefahr aus Plomben und »Pille«

Ein besonderes Kapitel in diesem Zusammenhang ist das Amalgam. Mit der Legierung aus Silber und Quecksilber werden noch immer die meisten Löcher in den Zähnen gefüllt. Millionen Bundesbürger tragen diese Plomben im Mund. Daß aus dem Amalgam etwas Quecksilber freigesetzt wird, ist ebenso eine Tatsache wie der Umstand, daß die meisten Menschen keine Schäden davontragen, manche jedoch besonders empfindlich darauf reagieren und krank davon werden – wie unsere Patientin C. R., 28, Sekretärin.

Die junge Frau hatte leider zuwenig Wert gelegt auf Zahnhygiene. Karies zerstörte ihr Gebiß derart, daß

Es ist nichts Neues, daß Amalgam-Zahnfüllungen krank machen können

148

sie nicht weniger als neun Amalgam-Füllungen bekommen mußte. Mit dieser Therapie begann das neue
Leiden. Quecksilber gelangte aus den Zähnen in den
Körper, schädigte ihn sowohl direkt als auch indirekt.
Direkt, indem es eine chronische Entzündung der Nasenschleimhaut verursachte, so daß Frau C. R. eine Art
Schnupfen hatte. Indirekt, indem es einen Mangel an
dem Spurenelement Selen bedingte und damit sehr
verschiedene Gesundheitsstörungen wie Nervosität,
Muskelschmerzen, Menstruationsbeschwerden aus-
löste. Das ist besser zu verstehen, wenn man bedenkt:
Selen ist der natürliche Gegenspieler vom Quecksilber, der diesen Schadstoff entgiftet. Es bildet mit ihm
unlösliche Quecksilber-Selen-Eiweiß-Komplexe, die
zwar zum Teil im Körper verbleiben, aber für ihn ungefährlich sind. Weil viele Deutsche nicht über genügend Selen verfügen, kann die Belastung durch das
Amalgam den geringen Bestand davon aufbrauchen
und zu einem Mangel daran führen – mit Symptomen,
wie sie auch bei unserer Patientin auftraten.

Selen ist der natürliche Gegen-spieler vom Quecksilber

Diese Ursache bestimmte die Therapie. Wir behandelten mit einer individuell festgelegten Dosis von
Selen, um zum einen den Mangel an dem Spurenelement auszugleichen und zum anderen genügend »Ge-
gengift« für das Quecksilber bereitzustellen. Schon
nach kurzer Zeit kam es zu einer deutlichen Besserung des Befindens. Auf Dauer jedoch wird Frau C. R.
nicht umhin kommen, zumindest einige der Amalgam-
füllungen durch verträgliche Plomben zu ersetzen, um
die Belastung des Körpers durch das Quecksilber zu
verringern. Bis sie jedoch das Geld dafür beisammen
hat, nimmt sie das Selen ein, das wir ihr verordnet
haben.

Die Ursachen bestimmen die Therapie

Die Auswirkungen des Amalgams sind nicht die ein-

Auch die langjährige Einnahme der Anti-Baby-Pille kann Nebenwirkungen mit sich bringen

zigen iatrogenen (= durch ärztliche Behandlung entstandenen) Gesundheitsschäden, die mit Hilfe der Orthomolekularen Medizin wieder gutzumachen sind. Ein anderer ist eine Nebenwirkung der Anti-Baby-Pille. Daß dieses Arzneimittel nicht ganz harmlos ist, hat Frau H. G., 37, Lehrerin, am eigenen Leib erfahren. Seit der Geburt ihres Sohnes vor zwölf Jahren nahm sie »die Pille«; ihr Mann und sie wollten kein weiteres Kind. Das Präparat enthielt eine relativ hohe Dosis Östrogen. Um dieses Hormon im Stoffwechsel abzubauen, verbrauchte der Organismus mehr von dem Vitamin B_6 und nahm auch weniger Folsäure auf.

Weil das Vitamin B_6 wichtige Aufgaben bei der Funktion des Gehirns zu erfüllen hat, zeigten sich die Folgen des Mangels dort am deutlichsten. Frau H. G. verfiel in eine gedrückte Stimmung, die sich zu einer Depression entwickelte. Es fiel ihr immer schwerer, in die Schule zu gehen und Unterricht zu erteilen. Mit dem ersten Ferientag kam sie zu uns. Nachdem wir die Hintergründe erfragt und eine Laborkontrolle veranlaßt hatten, legten wir den Therapieplan fest: Reich-

Vitamin B_6 und Folsäure glichen den Mangel aus

lich Vitamin B_6 zum Ausgleich des Mangels daran; die anderen Vitamine aus dem B-Komplex samt Folsäure, Vitamin C sowie Magnesium, Mangan, Zink zur Harmonisierung der Wirkung.

Diese Kombination der Nährstoffe befreite Frau H. G. von ihren Depressionen, und zwar ohne jede Nebenwirkung, mit denen die – Antidepressiva genannten – Medikamente dagegen behaftet sind. Statt der Anti-Baby-Pille benutzt sie jetzt zur Empfängnisverhütung ein Intra-Uterin-Pessar, das ihren Stoffwechsel nicht mit Hormonen belastet. Ihre Ernährung ergänzt sie regelmäßig mit unserer »Therapie-Säule 4«, um einem Mangel an Nährstoffen vorzubeugen.

Kranke Haut wird rasch gesund

Nicht nur Erwachsene sind unsere Patienten. Gelegentlich werden auch Jugendliche von uns nach den Prinzipien der Orthomolekularen Medizin mit den Präparaten der Vital-Plus-Therapie behandelt. Fräulein M. H., 13, erkrankte an Neurodermitis, auch atopische Dermatitis genannt. Sie litt immer wieder unter Rötung und Verdickung der Haut mit trockener Schuppung, vor allem in den Gelenkbeugen von Armen und Beinen; am schlimmsten jedoch war der damit verbundene Juckreiz. In solch einem Zustand der Hautkrankheit brachten die Eltern ihre Tochter zu uns.

Auch bei Neuro-dermitis kann die Orthomolekulare Medizin Hilfe bringen

Wir behandelten sie mit Zink, kombiniert mit Vitamin A und essentiellen Fettsäuren. Darüber hinaus waren weitere Maßnahmen erforderlich: Eine vollwertige Kost, die den Stoffwechsel reguliert; eine Darmsanierung, bei der dort wieder nützliche Bakterien angesiedelt werden, die selbst Vitamine produzieren und das Immunsystem unterstützen; eine immunmodulierende Therapie mit unserem Thymosand, weil auch die Neurodermitis auf eine allergische Reaktion zurückzuführen ist und deshalb das gestörte Immunsystem möglichst normalisiert werden sollte. In den vier Wochen ihres Aufenthaltes besserte sich der Zustand der jungen Dame deutlich sichtbar. Die ekzemähnlichen Veränderungen gingen zurück, die Haut wurde glatter und geschmeidiger. Doch damit war die Behandlung längst nicht beendet, sie mußte zu Hause konsequent fortgesetzt werden – mit Zinkorell sowie mit Aminorell und Vicoferell aus unserer Vital-Plus-Therapie. Zehn Monate später stellten die Eltern ihre Tochter erneut vor. Der Zustand ihrer Haut war gut, zwischenzeitlich hatte es keine Schübe der Neurodermitis mehr gegeben.

Zink ist wichtig für gesunde Haut

Das Spurenelement Zink kann auch bei der Behandlung einer anderen, weitaus häufigeren Hautkrankheit von großem Nutzen sein: Akne vulgaris. Das ist mit einer Erklärung der Ursache zu begründen. In den Jahren während und nach der Pubertät benötigt der jugendliche Organismus besonders viel Zink. Bei unzureichender Zufuhr kann es deshalb leicht zu einem Mangel daran kommen. Eine Folge dessen sind Störungen bei der Verhornung der Haut, die wiederum eine Voraussetzung ist für das Entstehen der Akne: Hornmassen verstopfen die Ausgänge von Talgdrüsen, Bakterien befallen den gestauten Talg, lösen Entzündungen im Bereich der Haarbälge aus, und es entstehen Papeln, Knoten, Pusteln in der Haut.

Bei K. H., 19, war die Akne besonders schlimm. Sein Gesicht, der Nacken, die Schultern »blühten« förmlich, wie man so bös sagt; sogar an seinem Hals saßen Pusteln. Die Krankheit war nicht nur ein kosmetisches Problem, sondern auch eine große psychische Belastung. Der junge Mann hatte, seines Aussehens wegen, keinen Erfolg bei Mädchen; er fühlte sich ausgeschlossen und zurückgesetzt.

Das schlechte Hautbild übertrug sich negativ auf die Psyche

In unsere Klinik kam er nicht als Patient, sondern als Begleiter seiner Mutter, die eine Heilfastenkur wiederholen wollte. Bei dieser Gelegenheit kamen wir ins Gespräch und machten den Vorschlag einer Behandlung mit der Orthomolekularen Medizin. Es war gar nicht so leicht, K. H. davon zu überzeugen; weil die anderen Therapien zuvor nicht den erhofften Erfolg gehabt hatten, glaubte er auch nicht mehr daran. Schließlich willigte er doch ein, die Kosmetikerin behandelte die Haut von außen, die Ernährung wurde umgestellt, und er nahm dreimal täglich Zinkorell in Tablettenform. Er hat das nicht bereut. Schon bald wurden die Papeln, Knoten, Pusteln weniger, und als er nach drei Wochen abreiste, sah seine Haut schon sehr viel besser aus. Er versprach, die Therapie mit Zink zu Hause fortzusetzen. Monate später rief seine Mutter an, um uns mitzuteilen, daß ihr Sohn nun eine fast reine Haut habe – und eine feste Freundin.

Knochenschwund kann verhindert werden

Manchen Menschen kann man ansehen, von welchen Erkrankungen sie besonders gefährdet sind. Beispielsweise sind Frauen mit blonden Haaren, sehr heller Haut, knabenhaft schlankem Körperbau häufiger von der Osteoporose betroffen als die anderen. Sie produzieren nämlich von Natur aus relativ weniger Östrogen im Fettgewebe, so daß nach Erlöschen der Eierstockfunktionen in den Wechseljahren bei ihnen eher ein Hormonmangel entsteht – und »Knochenschwund« durch Osteoporose ist eine Folge dessen.

Genau diesem Typ entsprach unsere Patientin J. B., 49. Die gutaussehende Frau hatte in einem Opernballett getanzt, leitete nun ein Nachwuchsstudio. Sie wußte um ihr erhöhtes Risiko einer Osteoporose, bat deshalb um Gegenmaßnahmen zur Vorbeugung, damit es erst gar nicht zu Wirbelschmerzen und Knochenbrüchen kommt. Im Blut fanden sich Zeichen eines erhöhten Knochenabbaus.

Wir verordneten den Mineralstoff Calcium und das Vitamin D, die in enger Zusammenarbeit neue Knochensubstanz aufbauen, sowie viel Bewegung, weil dabei die Baustoffe besser ins Skelett eingelagert werden. Selbst viele Ärzte meinen, daß damit von dieser Seite her genug zur Vorbeugung der Osteoporose ge-

Blonde Frauen mit heller Haut und knabenhaftem Körperbau können eher an Osteoporose erkranken

Rechtzeitig vorbeugen verhindert meist schlimme Folgen wie Arbeitsunfähigkeit

153

tan sei. Das stimmt nicht. Aus Erfahrung wissen wir, daß bei Frauen mit einem hohen Blutspiegel an Vitamin C und Nikotinamid (= Vitamin B$_3$) die Entkalkung wesentlich langsamer verläuft, als zu erwarten wäre. Deshalb bekam auch Frau J. B. – wie alle anderen Patientinnen in solchen Fällen – Vicoferell als unsere »Therapie-Säule 4« mit nach Hause, damit sie noch andere B-Vitamine aufnimmt, was die vorbeugende Wirkung gegen Osteoporose noch verbessert.

Osteoporose ist ein Grund dafür, warum sich häufig ältere Frauen den Oberschenkelhals brechen

An dieser Stelle ein Zusatz. Osteoporose ist mit schuld daran, daß sich so viele ältere Damen den Oberschenkelhals brechen. Ist das geschehen, fürchten sie sich davor, wochenlang im Bett liegen zu müssen, weil ja währenddessen lebensgefährdende Komplikationen wie eine Lungenentzündung hinzukommen können. Um diese abzuwenden, werden die Patientinnen zunehmend häufiger operiert. Sie erhalten ein künstliches Hüftgelenk, mit dem sie nach kurzer Zeit schon aufstehen und umhergehen können.

So weit, so gut. Nicht bedacht wird jedoch, daß diese Frauen sich über Jahre hinweg unzulänglich ernährt haben, daß es ihnen deshalb an Vitaminen und Mineralstoffen mangelt und daß die Genesung verzögert wird, wenn sie lediglich die übliche Klinikkost erhalten. Wir kennen solche Fälle, und zwar von Frauen, die nach der Hüftgelenks-Operation in einer anderen Klinik zur Rehabilitation zu uns kamen. Wir brachten sie, buchstäblich, wieder rasch auf die Beine. Und zwar mit einem speziellen »Aufbau-Cocktail«, der 30 Gramm Kohlenhydrate, 20 Gramm Aminosäuren, etwas Fett sowie die Vitamine und Mineralstoffe aus den »Säulen« Aminorell und Vicoferell enthält. Was diesen Patientinnen so guttut, hilft natürlich auch allen anderen Menschen, die nach einem schweren Eingriff oder

Der »Aufbau-Cocktail« in der Schwarzwald Privatklinik Obertal enthält alle wichtigen Nährstoffe

nach einer belastenden Therapie – zum Beispiel nach einer Behandlung von Krebs mit Medikamenten und Bestrahlung – die Folgeschäden überwinden und neue Kräfte sammeln müssen.

Auf mehreren Wegen gegen Rheuma

Ein Schwerpunkt der ärztlichen Tätigkeit in der Schwarzwald Privatklinik Obertal ist die Behandlung von Patienten mit Erkrankungen des sogenannten rheumatischen Formenkreises (vgl. »Rheuma stop«, Herbig-Verlag); dazu gehört die »rheumatoide Arthritis«, eine Entzündung in mehreren Gelenken, die gemeinhin von den Betroffenen selbst »Gelenkrheumatismus« genannt wird. Weil dieser Erkrankung vielfach eine Störung des Immunsystems zugrunde liegt, behandeln wir die Patienten mit Thymosand, das mit seiner immunmodulierenden Wirkung bereits in sehr vielen Fällen geholfen hat. Darüber hinaus nutzen wir generell die Ernährung und im speziellen die Orthomolekulare Medizin, um eine anhaltende Stabilisierung des Immunsystems zu unterstützen und eine weitere positive Beeinflussung der Gelenkentzündung zu erreichen.

Thymosand hilft durch seine immunmodulierende Wirkung

Die Ernährung sollte möglichst vollwertig sein, einen hohen Anteil an ungesättigten Fettsäuren aus pflanzlichen Ölen haben sowie tägliche Zugaben der sogenannten Omega-3-Fettsäuren, die in den Kaltwasserfischen Makrele, Hering, Lachs, Sardine reichlich enthalten sind; weil soviel Fisch nicht jedermanns Geschmack ist, ist eine Ergänzung auch mit speziellen Präparaten möglich. Weitgehender Verzicht auf Fleisch und andere tierische Fettquellen unterstützt den Kampf gegen die Gelenkentzündung ebenso wie ein Abbau von Übergewicht; denn eine Adipositas (= Fettsucht) stört zusätzlich noch das Immunsystem, indem sie die Abwehr durch die sogenannten T-Lymphozyten schwächt (das sind spezielle weiße Blutkörperchen, die in der Thymusdrüse ausreifen).

Die Orthomolekulare Medizin bietet zwei Ansatzpunkte gegen rheumatoide Arthritis

Die Orthomolekulare Medizin bietet im wesentlichen zwei Ansatzpunkte gegen rheumatoide Arthritis. Der erste: Die Nährstoffe ergänzen, an denen viele Patienten ohnehin einen Mangel haben, der zudem noch durch Wechselwirkungen der Rheuma-Medikamente verschlimmert wird. Wir finden bei ihnen sehr häufig zu niedrige Werte von Calcium, Magnesium, Phosphor, Selen, Zink, Vitamin B$_6$ (= Pyridoxin), Pantothensäure (= Vitamin B$_5$), Folsäure, Vitamin E. Der andere Ansatzpunkt, die Fettsäuren zusätzlich geben, die erwiesenermaßen Entzündungsreaktionen hemmen, indem sie die sogenannten Entzündungsmediatoren vermindern, die Bildung von Antikörpern anregen, die Immunreaktion insgesamt harmonisieren. Die Mittel zu diesem Zweck sind eine arachidonsäurearme, das heißt an tierischem Fett arme, mehr vegetarische Kost. Nach diesen Grundsätzen behandelten wir auch Frau M. W., 63. Bis vor sieben Jahren hatte sie als Verkäuferin im Familienbetrieb einer Bäckerei gearbeitet. Das konnte sie nun nicht mehr, weil sie an rheumatoider Arthritis schwer erkrankt war. Sie war auf eine Basistherapie mit Gold eingestellt, kam dennoch ohne zusätzliches Cortison nicht aus. Trotz dieser Therapie war die Patientin arbeitsunfähig; sie litt ständig unter Schmerzen, und immer wieder kam es zu Entzündungsreaktionen in den Gelenken.

Vor lauter Schmerzen konnte die Patientin nicht mehr arbeiten

Bereits die erste Serie der Behandlungen mit Thymosand und Injektionen mit Vitamin E als Tocorell besserten das Befinden derart, daß Frau M. W. kein Cor-

tison mehr benötigte, die Entzündungsreaktionen nach-
ließen und die Schmerzen vergingen – endlich, nach
so qualvollen Jahren. In derart schweren Fällen genügt
erfahrungsgemäß eine einmalige immunmodulierende Behandlung nicht. Deshalb empfahlen wir auch
dieser Patientin, die Thymosand-Therapie nach sechs
Monaten zu wiederholen.

Sie kam zwar wieder, aber einige Wochen später als
geplant – ein neuerlicher Schub der rheumatoiden
Arthritis hatte sie nicht reisen lassen. Wir wiederhol-
ten die Behandlung mit Thymosand und erweiterten
die Therapie.

Die Laborkontrollen hatten ergeben, daß der Patientin
Zink, Mangan, Selen fehlten – also Spurenelemente,
die eine Voraussetzung sind für die optimale Funktion
des Immunsystems. Wir glichen den Mangel durch gezielte Zufuhr dieser Nährstoffe in angepaßten, hohen
Dosen aus. Die Waage hatte ein beträchtliches Übergewicht angezeigt, und deshalb unterzog sich Frau
W. M. 14 Tage lang dem Heilfasten. Währenddessen
wurden ihr mit unserer Vital-Plus-Therapie alle wichtigen Nährstoffe zugeführt, um weiteren Mängeln vorzubeugen.

Zusätzlich litt Frau M.W. unter Zink-, Mangan- und Selen-Mangel

Diese Kombination von Thymosand und Orthomolekularer Medizin und Heilfasten wurde zu einem vollen Erfolg. Binnen zehn Tagen gingen alle Anzeichen
der Gelenkentzündung zurück, und die Patientin konnte sich wieder ohne Schmerzen bewegen. In der Auf-
bauphase nach dem Heilfasten planten wir gemeinsam mit der Patientin ihr gesundes Leben daheim.
Unter anderem erarbeiteten wir einen Plan für eine
möglichst vollwertige Ernährung, und wir versorgten
sie mit zusätzlichen Nährstoffen gemäß unserer Vital-
Plus-Therapie. Frau M. W. hält sich strikt daran. Sie

Nach der Behand- lungskombination Heilfasten, Thymo- sand und Ortho- molekulare Medi- zin konnte ein gesundes Leben beginnen

hat seit mehr als einem Jahr keinen Schub von rheumatoider Arthritis erleben müssen und arbeitet nun wieder in der Bäckerei.

Frau D. R., 52, Filialleiterin in einem Supermarkt, suchte wegen einer ganz anderen Erkrankung des sogenannten Stütz- und Bewegungsapparates Hilfe bei uns. Sie litt seit Jahren unter Schmerzen im Bereich der Lendenwirbelsäule. Ihr Arzt hatte sie so behandelt, wie es üblich ist. Überwiegend mit entzündungshemmenden NSAR-Medikamenten (diese Abkürzung steht für Nichtsteroidale Antirheumatika, die keine Kortikoid-Hormone als Wirkstoff haben). Bei stärkeren Beschwerden jedoch auch mit Cortison, das seiner Nebenwirkungen wegen sehr zurückhaltend eingesetzt werden sollte. Die Erfolge dieser Therapie waren stets von kurzer Dauer, dann kamen die Kreuzschmerzen wieder. Ihre Nebenwirkungen waren besorgniserregend: Die Leber war geschädigt und die Anzahl der weißen Blutkörperchen deutlich verringert.

Vitamin E und jene des B-Komplexes lindern Schmerzen und lockern Verkrampfungen der Muskulatur

Wir behandelten die Patientin mit hohen Dosen von Vitamin E sowie von den Vitaminen des B-Komplexes. Sie dämpfen die Schmerzen, lockern auch Verkrampfungen der Muskulatur, so daß eine Besserung auf natürliche Weise möglich wurde: Weil die Patientin sich wieder besser und mehr bewegen konnte, wurde der Bereich der Lendenwirbelsäule stärker durchblutet und der Schmerz am Ort seines Entstehens bekämpft. Mitunter kann allein die Behandlung mit den hochdosierten Vitaminen den gewünschten Erfolg erbringen. In diesem schweren Fall einer degenerativen Wirbelsäulenerkrankung allerdings nutzten wir anfangs eine weitere Methode: Links und rechts der Lendenwirbelsäule wurden Homöopathika (Miburell und Dularell) und ein Lokalanaesthetikum (also ein

Mittel zur örtlichen Betäubung) injiziert, die zeitweilig den Schmerz ausschalteten, die Heilung förderten und ungehinderte Bewegungen ermöglichten. Ergänzt wurde die Behandlung noch durch Krankengymnastik. Diese konzentrierte Aktion der Therapie hat sich gelohnt. Nach vier Wochen konnte Frau D. R. ganz ohne Schmerzen in der Wirbelsäule entlassen werden.

Auch dazu noch eine Anmerkung. Ältere Patienten, die über längere Zeit mit Vitamin E behandelt werden, stellen erfreut eine spezielle Nebenwirkung an ihrer Haut fest: Sie bleibt weitgehend frei von Altersflecken. Dieses Vitamin hemmt nämlich als sogenanntes Antioxidans das Entstehen des bräunlichen Alterspigments Lipofuszin.

Vitamin E, über einen längeren Zeitraum eingenommen, hilft gegen Altersflecken

Manchmal helfen Mineralstoffe gegen Migräne

Es ist ein Irrtum, daß nur Frauen unter Migräne leiden. Auch unser Patient S. R., 44, Programmierer, hatte seit Jahren sehr häufig Anfälle von Kopfschmerzen, die sich über die eine Hälfte des Schädels hinzogen. Zudem wird Migräne nicht in allen Fällen durch Störung der Durchblutung von Arterien im Kopf ausgelöst (die wir sehr erfolgreich mit Ozon-Eigenblut-Infusionen behandeln). Es gibt Ausnahmen von dieser Regel, wie bei Herrn S. R. Die Muskulatur seiner Nackenpartie war extrem verspannt, wodurch sowohl Spinalnerven, die vom Rückenmark ausgehen, als auch die große Vertebral-Arterie, die dort durch Wirbel verläuft, in Mitleidenschaft gezogen und darüber die Schmerzen einer »zervikalen Migräne« ausgelöst wurden. Die Blutuntersuchung im Labor ergab einen Mangel an

Nicht nur Frauen leiden unter Migräne

den Mineralstoffen Calcium und Magnesium sowie am Vitamin-B-Komplex und an Panthothensäure (= Vitamin B_5).

Wir behandelten diesen Patienten deshalb sowohl innerlich als auch äußerlich, um die verspannte Muskulatur in seinem Nacken zu entspannen. Äußerlich mit der sogenannten Akupunkturmassage, die über gewisse Hautpunkte wirkt, und durch gezielte Gymnastik. Innerlich, indem wir die fehlenden Nährstoffe im Rahmen unserer Vital-Plus-Therapie zuführten. Beide Maßnahmen bewirkten dasselbe, nämlich eine Lockerung der Nackenmuskulatur, womit der Auslöser dieser Art von Migräne beseitigt war.

Die Nährstoffbehandlung wird äußerlich ergänzt, z. B. durch eine Akupunkturmassage

Vitamine stoppen »Ruhelose Füße«

Mögen manche Krankheiten zwar relativ selten sein, für die Betroffenen sind sie besonders quälend. Weil wenig Ärzte um deren wahre Ursachen wissen, haben diese Patienten schon eine Wanderung von Praxis zu Praxis hinter sich, ehe sie zu uns finden. Um so dankbarer sind sie dann, wenn ihre Beschwerden beseitigt, zumindest gebessert werden. Das gilt voll für Frau H. K., 42, Hausfrau.

Ständiges Kribbeln in den Beinen und brennend heiße Füße sind die Symptome für »Ruhelose Füße«

Sie konnte niemals längere Zeit ruhig sitzen, mußte immer wieder aufstehen und umherlaufen, weil es in ihren Beinen schrecklich kribbelte und weil ihre Füße oft brennend heiß waren. Selbst bei Nacht ließen diese Symptome nicht nach, so daß die Frau kaum noch erholsamen Schlaf fand. Jeder Versuch einer Behandlung war bislang fehlgeschlagen; die Frau war »mit den Nerven am Ende«, wie sie sagte, als sie in die Schwarzwald Privatklinik Obertal kam. Wir erklärten ihr, daß diese Krankheit den Namen »restless legs« hat, auf deutsch: Ruhelose Füße, und daß deren Ursache noch nicht geklärt ist. Wir wissen allerdings aus Erfahrung, daß hochdosierte Dosen von Riboflavin (= Vitamin B_2), Pantothensäure (= Vitamin B_5) sowie vom Vitamin-B-Komplex (das sind die Vitamine B_1, B_6 und B_{12}) in vielen Fällen sehr hilfreich sind; daß ihre Wirkung nicht bis ins letzte Detail zu erklären ist, kümmert verständlicherweise die Patienten nicht.

Bei Frau H. K. zeitigte diese Orthomolekulare Medizin einen vollen Erfolg. Das Kribbeln in den Beinen und das Brennen der Füße ließ stetig nach, hörte schließlich ganz auf. Weil jedoch »ruhelose Füße« häufig von psychischen Problemen und nervösen Störungen begleitet sind, behandelten wir die Patientin noch mit einer Gesprächstherapie und lehrten sie das Autogene Training. Bei dieser intensiven Zusammenarbeit gestand Frau H. K., daß sie große Angst davor hat, an Krebs zu erkranken; ihr Vater war an Lungenkrebs gestorben, und sie befürchtet, eine entsprechende Veranlagung geerbt zu haben. Auch darauf gingen wir ein. Indem wir der Patientin erläuterten, daß es zwar keine spezielle Anti-Krebs-Diät gibt, daß aber generell eine gesunde, ausgewogene Ernährung mit fünf Portionen Obst/Gemüse und vielen speziellen gesunden Pflanzenstoffen das Risiko der Erkrankung vermindert. Und indem wir ihr empfahlen, regelmäßig die »Säule 2« unserer Vital-Plus-Therapie anzuwenden, denn Antioxirell enthält die Nährstoffe, die als sogenannte Antioxidantien die Zellen des Körpers vor einer Entgleisung in den Krebs bewahren können.

»Ruhelose Füße« werden meist von psychischen Problemen begleitet

Mit Diät verschwindet Gicht

Krankheiten verlaufen nicht immer so, wie es im Lehrbuch steht. Gicht beispielsweise muß nicht unbedingt mit stechenden Schmerzen im entzündeten Grundgelenk der großen Zehen beginnen. Herr P. Q., 63, Unternehmer, jedenfalls kam zu uns, weil sein rechtes Kniegelenk gerötet, erhitzt, geschwollen war und ihm heftigste Schmerzen bereitete. Eigentlich wollte er nur Urlaub machen im schönen Schwarzwald und hatte sich deshalb in einem Hotel in der Nähe einquartiert. In dessen Bar hatte er am Abend zuvor reichlich Alkohol getrunken, was er auch sonst gern und des öfteren tat. In der Nacht bekam er daraufhin den ersten Anfall der Gicht; er wurde ausgelöst durch Kristalle der Harnsäure, die nach Alkoholkonsum vermehrt aus dem Blut ausfallen und sich in Gelenken ablagern.

Alkohol löste den ersten Gichtanfall aus

Für die Diagnose »Gicht« sprachen eindeutig die Symptome. Selbstverständlich veranlaßten wir noch eine Laborkontrolle. Sie ergab nicht nur hohe Werte für die Harnsäure im Serum, sondern auch in der Gelenkflüssigkeit sowie auch zuviel Cholesterin im Blut und Hinweise auf eine geschädigte Leber. Der Mißbrauch von Alkohol hatte insbesondere zu einem Mangel an den Vitaminen vom B-Komplex geführt und darüber hinaus weitere Gesundheitsstörungen ausgelöst. Die roten Blutkörperchen waren etwas größer als normal, weil nicht genügend Folsäure und Cyanocobalamin (= Vitamin B_{12}) für ihre Produktion bereitstanden. In den Beinen kam es häufig zu Mißempfindungen wie Taubsein und Ameisenlaufen sowie zu Schmerzen, weil durch Mangel an Thiamin (= Vitamin B_1) die Nerven dort in ihrer Funktion gestört waren. Wir führten dem Patienten das ganze Spektrum der B-Vitamine zu, beseitigten mit ihnen die Beschwerden samt ihren Ursachen.

Heilbar ist die Gicht nicht, weil die ihr zugrundeliegende angeborene Stoffwechselstörung nicht behoben werden kann. Deshalb hilft auf Dauer nur eine Umstellung der Ernährung. Am wichtigsten dabei ist, genügend zu trinken – mindestens 2 Liter Flüssigkeit am Tag. Verzichtet werden muß auf Nahrungsmittel, die viel von den sogenannten Purinen enthalten, weil daraus im Körper die Harnsäure entsteht. Das bedeutet: keine Innereien, wenig Fleisch, kein Rotwein und kein Bier, wenig andere Alkoholika. Dementsprechend empfahlen wir Herrn P. Q. eine »ovolacto-vegetabil-betonte Ernährung«. Wie der Name besagt, besteht diese überwiegend aus Gemüse und Obst, Milch und Milchprodukten, Eiern; statt Fleisch liefern Pflanzen und Milch das Eiweiß. Unser Patient war durch die Schmerzen im Knie derart geschockt, daß er diese Diät strikt einhielt und kaum noch Alkohol trank. Gesundheit war die Belohnung dafür: Herr P. Q. hat nie wieder einen Anfall von Gicht ertragen müssen.

Die Neigung zu erhöhten Harnsäurewerten ist unheilbar, und gegen die Beschwerden hilft langfristig nur eine Ernährungsumstellung

Wer die Diät strikt einhält, der wird mit einem gesunden Leben belohnt

Weil Eiweiß fehlte: Wechseljahre mit 37

So nützlich und hilfreich auch eine Umstellung der Kost ist – sie muß stets unter Anleitung eines Arztes oder eines Experten für Ernährung erfolgen. Wer sich selbst vermeintlich gesündere Mahlzeiten zusammenstellt, der gerät in Gefahr, sich einseitig zu ernähren und krank dabei zu werden. Diese bittere Erfahrung hat Frau E. M., 38, Richterin, machen müssen.

Sie hatte gelesen, daß die Bundesbürger im Durchschnitt viel zu viel tierisches Eiweiß verzehren und daß dadurch manche Erkrankungen begünstigt werden. Sie zog für sich die Konsequenzen daraus, strich Fleisch, Milch, Käse und auch die Eier rigoros vom Speisezettel, stellte sich auf eine vegetarische Küche um. Was sie nicht bedachte: Nicht jede Pflanze enthält genügend Aminosäuren, es mangelt häufig an Lysin sowie Cystein und Methionin, die vor allem aus Eiern stammen. Um dennoch eine vollwertige Ernährung zu erreichen, müssen die Pflanzen so kombiniert werden, daß ihre Eiweißstoffe sich gegenseitig ergänzen, etwa die aus Getreide und die aus den Hülsenfrüchten.

Nicht jede Pflanze enthält genügend Aminosäuren

Zwangsläufig geriet Frau E. M. durch ihre »Gesundheitskost« in einen Mangelzustand. Sie verlor an Körpergewicht. Anfangs waren das nur ein paar Pfunde, die sie ohnehin zuviel hatte. Doch danach ging das Abnehmen weiter, die Frau wurde regelrecht mager. Weil sie nun zuwenig Fettmasse besaß, wurde auch ihr Hormonhaushalt nachhaltig gestört; die Menstruationsblutungen blieben aus – mit 37 Jahren schon befand sich die Frau in einem Zustand wie in den Wechseljahren. Das Fehlen von Aminosäuren bedingte einen Mangel an bestimmten Enzymen aus der Bauchspeicheldrüse; deshalb kam es zu Verdauungsstörungen mit Blähungen, Durchfall und sogenanntem Fettstuhl (das ist ein lehmähnlich glänzender Stuhlgang mit reichlich Fetten, die ungenutzt ausgeschieden werden).

Das Fehlen von Aminosäuren hat einen Mangel an bestimmten Enzymen zur Folge

Die Störungen des Stoffwechsels vergingen rasch, als die Patientin von uns mit Aminorell und Vicoferell in der für sie nötigen Dosierung behandelt wurde. Sie lernte auch, ihre allzu einseitige Diät durch geschickte Kombination der pflanzlichen Nahrungsmittel und fettarmen Milchprodukte zu einer vollwertigeren Ernährung auszubauen. Sie erhält nun alle erforderlichen Nährstoffe und auch wieder mehr Kalorien. Heute ist Frau E. M. nicht mehr erschreckend dünn, sondern hat wieder zugenommen, ein bißchen Fett an den richtigen Stellen angesetzt. Das läßt sie nicht nur fraulicher erscheinen, das hat auch tiefgreifende Wirkungen auf ihr Hormonsystem: Der Menstruationszyklus hat wieder eingesetzt und verläuft nahezu normal, wie sie uns kürzlich schrieb.

Wegen Übergewicht: Stoffwechsel außer Kontrolle

Dieser Verlauf bestätigt einen anderen Grundsatz: Auch die richtige Menge an Kalorien gehört zur Orthomolekularen Medizin. Noch deutlicher demonstriert das der Fall von Frau R. C., 43, früher Sportlehrerin, danach Hausfrau. Vor 15 Jahren, als ihre zweite Tochter zur Welt gekommen war, hatte sie den Beruf aufgegeben. Für kurze Zeit nur, meinte sie damals, bis die Kinder aus dem Gröbsten heraus sind. Die Pause zog sich jedoch unerwartet lange hin, und nun behinderte ein anderer Umstand den Neubeginn.

Frau R. C. hatte in den letzten Jahren stark zugenommen; bei 168 Zentimeter Größe stellte sie 79 Kilogramm Körpergewicht auf die Waage – mindestens 11 Kilo zuviel. Mehrmals schon hatte sie mit extremen Hungerkuren dagegen angekämpft. Vergebens, denn jedesmal hatte sie nach wenigen Monaten wieder das alte Übergewicht erreicht und damit wagte sie nicht, als Sportlehrerin zu arbeiten. Auch die Psyche litt darunter. Die Frau fühlte sich zunehmend unwohl und unzufrieden, kam mit sich und ihrer Umgebung nicht

Auch die richtige Menge an Kalorien gehört zur Orthomolekularen Medizin

Dem Übergewicht folgten Depressionen

165

mehr zurecht. Sie erkrankte an einer Depression, deren Ursache nicht zu ergründen und die mit Psychopharmaka nicht befriedigend zu bessern war.

In diesem Zustand kam Frau R. C. in die Schwarzwald Privatklinik Obertal. Im ärztlichen Gespräch erzählte sie, daß ihre Ernährung durch gegensätzliche Phasen gestört sei: Auf kurze Hungerzeiten, in denen sie überhaupt nichts ißt, folgen Anfälle von Heißhunger, während derer sie sich regelrecht vollstopft und nach denen sie sich heftigste Selbstvorwürfe macht. Das ist damit zu erklären, daß Übergewicht fast immer verbunden ist mit Störungen der Mechanismen für die Selbstregulation des Organismus. Bei dieser Patientin gehörten teils zu hohe, teils zu niedrige Blutzuckerspiegel dazu. Deren Ursache war eine gestörte Glukosetoleranz; das ist die Fähigkeit des gesunden Organismus, zugeführten Zucker zu ertragen, ohne daß krankhafte Blutzuckerwerte auftreten. Sie ist abhängig von dem Glukose-Toleranz-Faktor (abgekürzt: GTF), einem unentbehrlichen Helfer des Hormons Insulin bei der Verwertung der Kohlenhydrate aus den Nahrungsmitteln. Um genügend GTF bereitstellen zu können, benötigt der Organismus eine ganze Reihe von Nährstoffen. An diesen mangelte es Frau R. C. Die Blutuntersuchung im Labor ergab: Zuwenig Chrom, Mangan, Zink; auch von den B-Vitaminen hatte sie nicht genug.

Bei Übergewicht ist meistens die Fähigkeit des Organismus zur Selbstregulation gestört

Diese Diagnose veranlaßte uns zur Therapie mit unterschiedlichen Ansätzen, die sich gegenseitig ergänzten. Zum einen mit der Orthomolekularen Medizin, um durch Zufuhr der fehlenden Nährstoffe die Glukosetoleranz zu verbessern und die Ursache für die Depression zu beseitigen. Zum anderen mit dem Heilfasten, durch das die Selbstregulationsmechanismen wieder angeregt und normalisiert werden; damit während dieser Tage ohne vollwertige Nahrung der Mangel an Nährstoffen nicht noch größer werden konnte, ergänzten wir diese mit unserer Vital-Plus-Therapie. Unterstützt wurde die Behandlung noch durch eine Gesprächstherapie, und für die Zeit hinterher wurde die Patientin im Zubereiten einer möglichst vollwertigen Ernährung unterwiesen. Ein umfangreiches Bewegungsprogramm ergänzte die Therapie.

Diese Mühen lohnten sich. Dank Orthomolekularer Medizin und Heilfasten wurde der Stoffwechsel wieder gesund. Frau R. C. gelang es nun auch, das erreichte Normalgewicht auf Dauer zu halten; mit 68 Kilogramm ist sie heute wieder als Sportlehrerin tätig. Sie hat also ihr Ziel erreicht und ein zweites, schöneres Leben begonnen, dabei ein neues Selbstwertgefühl und große Lebensfreude gewonnen. Und die Depressionen? Die haben sie nie wieder gequält.

Durch das Heilfasten werden die Selbstregulationskräfte des Körpers angeregt und normalisiert

Mit Chrom und Zink gegen Diabetes

Störungen des Zuckerstoffwechsels sind recht häufig in der Bevölkerung und demzufolge auch bei unseren Patienten. Sie nehmen ohnehin mit dem Älterwerden zu, weil dann die Zellen weniger gut auf das Hormon Insulin ansprechen und weil die – eben erklärte – Glukosetoleranz herabgesetzt wird; falsche Ernährung mit zuviel Fett und wenig Ballaststoffen verschlechtert die Glukosetoleranz noch mehr. Grundlage jeder Therapie ist und bleibt in diesen Fällen eine Diät, die den erhöhten Blutzuckerspiegel senken soll. Sie allein genügt nicht immer, um dessen Werte zu normalisieren. Deshalb werden zusätzlich blutzuckersenkende

Störungen des Zuckerstoffwechsels häufen sich mit zunehmendem Alter

Medikamente angewendet. Es ist eben noch zuwenig bekannt, daß es mit der Orthomolekularen Medizin eine Alternative dazu gibt. Wird die unverzichtbare Diät hauptsächlich durch Chrom und Zink sowie durch die schwefelhaltigen Aminosäuren Cystein und Methionin ergänzt, wird der Zuckerstoffwechsel von grundauf verbessert; die Medikamente können manchmal abgesetzt oder ihre Dosis kann vermindert werden.

Die Krankengeschichte von Frau R. V., 64, Buchhalterin im Betrieb ihres Ehemannes, liefert ein beeindruckendes Beispiel dafür. Bei ihrer ersten Untersuchung am Tag der Ankunft litt sie unter starkem Hautjucken und großem Durst; das sind charakteristische Warnzeichen bei einem krankhaft erhöhten Blutzuckerspiegel. Tatsächlich hatte die Patientin angesichts der bevorstehenden Diät »noch einmal richtig zugeschlagen«, wie sie erzählte – mit einem saftigen Schweinebraten, einem großen Schokoladenpudding und einem Stück Buttercremetorte.

Bei Hautjucken und großem Durst kann ein zu hoher Blutzuckerspiegel die Ursache sein

Die Analyse der Blutprobe im Labor erbrachte einen viel zu hohen Blutzuckerspiegel, auch die Blutfette lagen deutlich über der Norm. Im ärztlichen Gespräch ergaben sich eindeutige Hinweise auf Erscheinungen, die im Zusammenhang mit einer Zuckerkrankheit auftreten. Frau R. V. war anfällig für Infektionen, erkrankte wiederholt an Entzündungen der Harnwege. Sie litt häufig unter Hautausschlag, der sowohl durch Bakterien als auch durch Pilze verursacht war. An den Gelenken von Knie und Ellenbogen hatten sich Fetteilchen abgelagert und gelblich aussehende Pusteln gebildet. Ein beträchtliches Übergewicht und ein viel zu hoher Blutdruck rundeten das klinische Bild noch ab.

Die erste Maßnahme zur Behandlung war natürlich eine vollwertige Kost mit Kohlenhydraten in natürlicher

Form als Vollkorn, Kartoffeln und sehr wenig Haushaltszucker sowie wenig Fett, so daß die Gesamtkalorienmenge knapp bemessen war. Die Wirkung zeigte sich bald und deutlich: Mit dem Zeiger der Waage sanken auch die Werte für Blutzucker, Blutfette, Blutdruck. Allerdings gelang es nicht, den Blutzuckerspiegel so tief wie nötig zu senken; er blieb trotz allem etwas höher als normal. Das erreichte jedoch die Orthomolekulare Medizin, ergänzt durch tägliche ausreichende Bewegung. Die Laborkontrollen hatten zu niedrige Werte für Chrom und Zink im Blut entdeckt, und der Selenspiegel lag dicht am unteren Grenzwert. Deshalb verordneten wir Frau R. V. sowohl Aminorell als auch Selenarell, in denen diese Spurenelemente enthalten sind. Sie bewirkten binnen zwei Wochen, daß sich die Glukosetoleranz erhöhte und daß sich der Blutzuckerspiegel in den Normbereich senkte. Danach verging der quälende Juckreiz, blieb die Haut von Ausschlägen verschont, traten kaum noch Infektionen der Harnwege auf. Länger dauerte es, bis auch die gelblichen Pusteln an Knie und Ellenbogen abgebaut waren. Da war Frau R. V. bereits wieder daheim, wo sie weiterhin die Diät einhält und diese täglich morgens und abends mit jeweils zwei Kapseln Aminorell ergänzt.

Mit dem Zeiger der Waage sanken auch die Werte für Blutzucker, Blutfette und Blutdruck

Selbst in schweren Fällen, in denen eine zu spät erkannte bzw. schlecht eingestellte Zuckerkrankheit zu schwerwiegenden Komplikationen geführt hat, ist die Orthomolekulare Medizin von großem Nutzen. Zu diesen Komplikationen gehören eine Durchblutungsstörung der kleinsten Blutgefäße (= Mikroangiopathie) sowie Erkrankungen von Nerven (= Polyneuropathie) mit Mißempfindungen wie Kribbeln und mit Schmerzen in den Beinen.

Die Orthomolekulare Medizin hilft sogar bei schweren Fällen der Zuckerkrankheit

Soweit war es bereits bei Herrn W. L., 49, Malermeister, gekommen. Weil er sich lange Zeit geweigert hatte, zu einem Arzt zu gehen, war bei ihm »Diabetes mellitus« zu spät erkannt worden. Eine kalorienangepaßte, vollwertige Kost war auch bei ihm die Basis der Therapie, um den Blutzuckerspiegel zu senken und um sein beträchtliches Übergewicht abzubauen. Er erhielt bei unserer Vital-Plus-Therapie ebenfalls mit Aminorell die Spurenelemente Chrom und Zink zur Verbesserung der Glukosetoleranz sowie mit Novirell B die Vitamine vom B-Komplex, um die Schmerzen der Polyneuropathie zu dämpfen. Wegen der gestörten Mikrozirkulation wendeten wir darüber hinaus eine bewährte Methode der Naturheilkunde an: Die Ozon-Eigenblut-Infusionstherapie, bei der rund 200 Milliliter Blut dem Patienten entnommen, außerhalb des Körpers mit einem Ozon-Sauerstoff-Gemisch angereichert und sofort danach dem Kreislauf zurückgegeben werden. Diese Kombination der Methoden hat Herrn W. L. gut geholfen. Seine Blutzuckerwerte sind heute quasi normal und die Beschwerden fast gänzlich vergangen. Gerade deshalb hat er sich bereits für das nächste Jahr bei uns angemeldet – um zu verhindern, daß es ihm erneut so schlecht ergeht wie zuvor.

Wer einmal mit Hilfe der Orthomolekularen Medizin geheilt wurde, wird selbst zum Verfechter dieser Methode

Patienten, denen wir mit Hilfe der Orthomolekularen Medizin helfen konnten, sind von nun an selbst Verfechter der Methode. Sie wollen mehr darüber wissen – und das ist einer der Gründe, weshalb wir dieses Buch geschrieben haben. Sie fragen auch nach Fällen, an die wir uns besonders gut erinnern. Das sind vor allem zwei – ein recht ungewöhnlicher und einer der ersten.

Zu wenig Wasser = zu wenig Kalium

Zeiten eines Neubeginns bleiben offensichtlich besonders gut im Gedächtnis. Den Fall von Frau Z. U. haben wir deshalb nicht vergessen. Sie war 67 Jahre alt und noch sehr aktiv in ihrem Textilhandel. Sie hatte das Geschäft gerade renovieren lassen und wollte nun die Arbeit etwas ruhiger angehen, sich nicht länger derart verausgaben wie bisher. Dennoch verschlechterte sich ihr Zustand. Die Frau fühlte sich von Tag zu Tag schwächer, ihre Haut wurde immer runzliger, vorher nie gekannte Verstopfung bereitete ihr Sorgen.

Ich brauche wohl dringend Erholung, dachte sie und reiste nun endlich zu ihrer Schwester in den Schwarzwald – allein, mit dem Auto. Als sie nach fünf Stunden Fahrt hier eintraf, fühlte sie sich noch schlechter, und »Herzbeklemmungen« waren hinzugekommen. Aus Angst um ihr Leben brachte die Schwester Frau Z. U. zu uns; die Schwarzwald Privatklinik Obertal war die am nächsten gelegene Klinik, und unsere Ärzte kannte sie, weil sie sich bereits einmal wegen erhöhter Anfälligkeit für Infektionen mit Thymosand hatte behandeln lassen. Die Patientin machte einen äußerst hinfälligen Eindruck. Sie fühlte sich gänzlich kraftlos, hatte einen viel zu niedrigen Blutdruck und einen unregelmäßigen Puls. Die Untersuchung mit dem Elektrokardiogramm ergab beängstigende Herzrhythmusstörungen, die Laborkontrollen offenbarten ein erhebliches Defizit an Flüssigkeit im Körper sowie einen gravierenden Mangel an dem Mineralstoff Kalium.

Ein Flüssigkeitsdefizit im Körper zieht in einer Kettenreaktion viele Mängel nach sich

Wir handelten dementsprechend und behandelten Frau Z. U. unverzüglich mit Infusionen von Kalium und Flüssigkeit. Schon ein paar Stunden später fühlte sie sich »wie ein neuer Mensch«. Sie spürte neue Kräfte, ihr Herz schlug wieder gleichmäßig, und sie sah um Jahre jünger aus, weil nun auch ihre Haut längst nicht

Zuwenig Flüssig-keit war die Ursache für die Beschwerden

mehr so runzlig war. Das alles hatte die Zufuhr der fehlenden Flüssigkeit und der Ausgleich durch mehr Kalium bewirkt. Uns interessierte natürlich, wie es überhaupt zu diesem Mangelzustand kommen konn-te. Das ärztliche Gespräch ergab, daß die Frau zwar reichlich Obst und Gemüse aß und aus ihnen eigent-lich genügend Kalium aufnehmen konnte. Aber die gänzlich unzureichende Zufuhr von Flüssigkeit führ-te dennoch in ein Defizit. Die Frau hatte ohnehin kaum Durst und trank deswegen sehr wenig; sie machte bei der Arbeit niemals eine Kaffeepause. Sowohl vor als auch während der Autofahrt in den Schwarzwald hat-te sie überhaupt nichts getrunken, um nicht unterwegs anhalten zu müssen.

Dieser Mangel an Flüssigkeit war die eigentliche Ursa-che ihrer Beschwerden gewesen. Er setzte im Körper der Frau eine Kettenreaktion in Gang: Zu wenig Was-ser und Abführmittel führen letztendlich dazu, daß zuviel Kalium ausgeschieden wird, infolgedessen sinkt der Kaliumspiegel des Blutes unter den Grenzwert, und dieser Mangel stört unter anderem die Funk-tion der Muskulatur; es kommt allgemein zu einer Muskelschwäche, speziell im Darm deswegen zur Verstopfung, und das Herz reagiert mit Rhythmus-störungen – wie bei Frau Z. U. nach der langen, all-

Man sollte täglich am besten zwei Liter Flüssigkeit zu sich nehmen

zu trockenen Autofahrt. Aus diesem Schaden wurde sie klug. Sie ergänzt ihre Ernährung regelmäßig mit den »Säulen 3 und 4« unserer Vital-Plus-Therapie, und sie nimmt reichlich Flüssigkeit zu sich – täglich min-destens 2 Liter, und zwar Mineralwasser.

Ein Wunschkind, dank Vitaminen

Der andere, recht ungewöhnliche Fall, an den wir uns sehr gut erinnern, ist der von K. J., 32. Die junge Frau ist an der chronischen Darmentzündung »Colitis ulcerosa« erkrankt. Es handelt sich dabei um eine sogenannte Autoimmunkrankheit, bei der Abwehrkräfte körpereigenes Gewebe verkennen, angreifen und schädigen. Deshalb wurde die Patientin von uns mit Thymosand behandelt, das diese Störung des Immunsystems positiv beeinflussen kann. Im Gespräch mit dem Arzt gestand Frau K. J., daß sie sich zwar sehnlichst ein Kind wünsche, aber große Angst davor habe, daß es mit Mißbildungen zur Welt komme.

Diese Befürchtung ist nicht unbegründet. Der chronisch entzündete Darm kann manche Vitamine, Mineralstoffe und Spurenelemente nicht mehr in ausreichendem Maße aus den Nahrungsmitteln aufnehmen. Deshalb fehlen den Betroffenen vor allem die Vitamine Cyanocobalamin (= Vitamin B_{12}) und Folsäure; es kann auch zu einem Mangel an Eisen, Calcium, Magnesium, Zink kommen. Das ungeborene Kind im Mutterleib benötigt diese Nährstoffe, um sich gesund entwickeln zu können. Mangelt es an ihnen, kommt es vermehrt zu Mißbildungen – von den sogenannten Lippen-Kiefer-Gaumenspalten mit »Hasenscharte« und »Wolfsrachen« bis hin zur »Spina bifida«, bei der die Wirbelsäule gespalten und der Rücken offen ist.

Glücklicherweise kann Orthomolekulare Medizin auch in diesen Fällen helfen. Werden die Mangelzustände – am besten noch vor der Empfängnis – erkannt, können sie durch vermehrte Zufuhr der fehlenden Nährstoffe ausgeglichen werden. Das macht eine gesunde Kindesentwicklung und einen ungestörten Schwan-

Die Patientin verzichtete auf ihr Wunschkind, aus Angst, daß es mit Mißbildungen zur Welt komme

Werden Mangelzustände vor der Empfängnis erkannt, können sie ausgeglichen werden

173

gerschaftsverlauf möglich – auch bei Patientinnen mit Colitis ulcerosa und mit anderen Formen der chronischen Darmentzündung wie »Morbus Crohn«.

Das alles erklärten wir Frau K. J. Sie schöpfte neue Hoffnung, doch noch ihr Wunschkind zu bekommen. Sie erbat sich Bedenkzeit, während der sie noch mit ihrem Mann am Telefon darüber sprechen wollte. Am nächsten Morgen schon hatte sie sich entschieden – für ein Kind. Wir bestimmten den Vitamin-Status; es fanden sich zu niedrige Werte für Riboflavin (= Vitamin B_2), besonders aber für Cobalamin (Vitamin B_{12}) und für Folsäure. Wir ergänzten diese umgehend und gaben der Frau zur weiteren, ständigen Anwendung Vicoferell als »Säule 4« unserer Vital-Plus-Therapie mit nach Hause. Nach über einem Jahr sandte sie uns eine Geburtsanzeige: Es ist ein Junge – und er ist ganz gesund.

Auch Frauen mit chronischen Autoimmunkrankheiten kann zu problemloser Schwangerschaft verholfen werden

174

4 Selbsthilfe mit Nährstoffen – und die besten Rezepte, damit Sie gesund bleiben

Die Vital-Plus-Therapie erhält die Gesundheit und heilt Krankheiten mit Hilfe von Vitaminen, Mineralstoffen, Spurenelementen, essentiellen Aminosäuren und Fettsäuren. In diesem Kapitel lernen Sie Rezepte kennen, die jeder anwenden kann, um beispielsweise das Immunsystem zu stärken und Umweltgifte aus dem Körper zu schleusen.

An dieser Stelle müssen wir es noch einmal sagen: Orthomolekulare Medizin ist Sache des erfahrenen Arztes! Wer eigenmächtig mit Vitaminen und Mineralstoffen, mit Fettsäuren und Aminosäuren »herumdoktert«, der wird sich mehr schaden als nutzen.
In der Regel genügen die Mengen an Nährstoffen nicht, die aus Lebensmitteln aufgenommen werden, um Heilung oder Besserung einer Krankheit zu erreichen; diese würde sich nur noch verschlimmern. Und hochdosierte Vitamin- bzw. Mineralstoffpräparate können – wie alle anderen Arzneimittel auch – unerwünschte Wirkungen haben, falls sie nicht mit dem nötigen Sachverstand ausgewählt und verordnet werden. Beispielsweise kann ein Mehr an Eisen zu einem Mangel an Zink führen, weil es dessen Aufnahme ins Blut hemmt; andererseits muß bei der Zufuhr von Zink

Wer eigenmächtig an sich »herumdoktert«, kann seiner Gesundheit mehr schaden als nutzen

175

bedacht werden, daß es Kupfer und Mangan aus dem Körper drängt. Kurz gesagt: Wer den einen Mangel selbst kuriert, kann sich dadurch ein Defizit an einem anderen Nährstoff einhandeln – mit weiteren schlimmen Folgen für seine Gesundheit.

Glücklicherweise gibt es Ausnahmen auch von dieser Regel. Mit gezielter Ernährung und mit einigen Nährstoffen in richtiger Dosierung ist es möglich, Gesundheitsschäden zu verhindern und leichte Befindensstörungen zu beseitigen. In den folgenden Stichworten werde ich darüber berichten, jedoch unter einem Vorbehalt: Sollte sich der Zustand trotz Selbsthilfe nicht bald bessern, sollten sich sogar die Beschwerden verstärken oder neue auftreten, muß ein Arzt konsultiert werden!

Alkohol ist ein »Mineralstoffräuber«, insbesondere von Magnesium, dessen Aufnahme aus dem Darm er hemmt und dessen Ausscheidung über die Nieren er steigert. Nach einem einzigen Schoppen Wein geht dem Körper noch mehr als zwei Tage lang auf diese Weise mehr von dem Mineralstoff verloren. Wer des öfteren Alkohol trinkt, der gerät deshalb zwangsläufig in den Zustand eines Magnesium- und Vitamin-B$_1$-Mangels. Dieser äußert sich in Händezittern, Herzklopfen, Muskelkrämpfen, Nervosität, Schlafstörungen. Auch der »Kater« am nächsten Morgen ist, zumindest teilweise, ein Symptom dieses Magnesiummangel-Syndroms. Das beste Gegenmittel ist natürlich, weniger Alkohol zu trinken, mindestens zwei Tage Pause zwischendurch zu machen. Währenddessen kann sich nicht nur die strapazierte Leber erholen, auch die entleerten Magnesiumspeicher können aus natürlichen Quellen wieder aufgefüllt werden. Der Mineralstoff ist reichlich

Wer des öfteren Alkohol trinkt, der sollte regelmäßig Magnesium zu sich nehmen

enthalten in Weizenkleie, Leinsamen, Bierhefe, Nüssen, Hirse, Sojabohnen, Schokolade, weißen Bohnen, Erbsen, Haferflocken, Schwarzbrot, Bananen sowie in den »magnesiumhaltigen Mineralwässern«; steht diese Bezeichnung auf dem Etikett, sind mehr als 50 Milligramm davon pro Liter enthalten.

Magnesium kann man auch über das Essen und bestimmte Mineralwasser aufnehmen

Wer jedoch regelmäßig Alkohol trinkt, der sollte vorsichtshalber einen B-Komplex mit Vicoferell und Magnorell anwenden – nach Absprache mit dem Arzt über Art des Wirkstoffs und Höhe der Dosis.

Übrigens: Dasselbe wie für den Mineralstoff Magnesium gilt für das Vitamin Folsäure. Wer regelmäßig Alkohol trinkt, dem kann es auch daran mangeln – und der sollte dieses Defizit durch Anwendung eines Präparates wie Folarell (gibt es rezeptfrei in der Apotheke) ausgleichen.

Anti-Baby-Pillen sind zwar die sicherste und auch bequemste Form der Empfängnisverhütung. Im Laufe der Jahre aber können sie den Vitaminstatus der Frau verschlechtern: Je mehr Östrogen-Hormone sie enthalten, desto häufiger werden zu niedrige Werte von dem B-Vitamin Folsäure im Blut gemessen. Folgen dessen können Schwäche, Blässe, Appetitlosigkeit, Konzentrationsschwäche, Schlafstörungen sein. Deren eigentliche Ursache ist sehr wahrscheinlich eine Nebenwirkung vom Östrogen auf die Schleimhaut im Dünndarm, die nun aus den Nahrungsmitteln nicht mehr genügend Folsäure in deren »resorptionsfähige Form« spalten und aufnehmen kann. Wegen dieses Defektes läßt sich dieser Mangel meist nicht durch vermehrte Zufuhr der Nahrungsmittel ausgleichen, die reichlich von dem Vitamin enthalten. Das ist nur möglich durch Einnahme reiner Folsäure, die in ausreichender Menge

Die Anti-Baby-Pille führt im Laufe der Jahre häufig zu einem Folsäure-Mangel

aus dem Darm ins Blut aufgenommen werden kann. Ein solches Präparat ist Folarell, das als »Pille zur Pille« vorbeugend einzunehmen ist, damit es nicht zu einem Mangel und seinen Folgen kommt.

Es gibt eine Alternative, dank derer ein Mangel an Folsäure zumindest vermindert werden kann. Das sind die modernen »Mikro-Pillen« zur Empfängnisverhütung, die wesentlich weniger Östrogen enthalten und deshalb die Aufnahme des Vitamins im Darm weniger beeinträchtigen.

Mikro-Pillen enthalten weniger Östrogen

Besser sehen: Mit Vitamin A und etwas Fett

Augen brauchen mehr vom Vitamin A, falls sie durch Arbeit am Bildschirm, durch Nachtfahrten, durch andere häufige Wechsel von Hell und Dunkel übermäßig beansprucht werden. Das Vitamin ist nämlich ein Bestandteil vom sogenannten Sehpurpur in der Netzhaut, von dem das einfallende Licht wahrgenommen wird. Ein Mangel daran bedingt Nachtblindheit. Sie macht sich anfangs durch schlechtes Sehen im Dunkeln bemerkbar – was für Autofahrer fatale Folgen haben kann. Im weiteren Verlauf kommt es zu »müden Augen«, die tagsüber brennen, drücken, schmerzen.

Wer unter Nachtblindheit leidet, kann diese durch Zufuhr von Vitamin A beheben

Dieser Zustand läßt sich bei Tisch bessern und verhüten, indem mehr von der Vitamin-A-Vorstufe Beta-Carotin aufgenommen wird aus Karotten, Grünkohl, Spinat, Mangold, Kürbis, Aprikosen, Bohnen, Brokkoli, Tomaten; Vitamin A selbst ist in tierischen Nahrungsmitteln enthalten wie Leber, Lebertran, Milch, Butter, Eidotter. Dazu ein Tip: Damit Beta-Carotin vom Blut aufgenommen werden kann, muß es sich zuvor mit Gallensalzen verbinden; diese werden jedoch nur dann in den Dünndarm abgesondert, wenn auch Fett im Essen ist; Karotten mit etwas Butter sind deshalb eine weitaus ergiebigere Quelle für das »Augen-Vitamin« als eine roh verzehrte Mohrrübe, die zu 90 Prozent ungenutzt ausgeschieden wird. Besonders wichtig für den Erhalt eines scharfen Sehens sind die Carotinoide, Lutein und Zeaxanthin (sekundäre Pflanzenstoffe).

Bluthochdruck muß grundsätzlich behandelt werden, weil er einer der größten Risikofaktoren für Herz- und Kreislauferkrankungen ist. In schweren Fällen ist das nicht ohne blutdrucksenkende Medikamente möglich, anders bei der sogenannten milden Hypertonie, bei der der diastolische Blutdruck (das ist die zweite, niedrigere Zahl) ständig zwischen 90 und 104 liegt; normal sind 80. Hier vermag eine konsequente Änderung der Verhaltensweisen den Blutdruck wesentlich zu senken, sogar auf normale Werte. Das betrifft auch die Ernährung:

Bluthochdruck sollte in jedem Fall ernstgenommen werden

Weniger Kalorien, um ein Übergewicht abzubauen; mit dem Zeiger der Waage sinkt auch die Quecksilbersäule des Meßgerätes.

Mehr Kalium, um den Körper von einem Übermaß an Flüssigkeit zu befreien, woraufhin der Blutdruck weiter sinken wird. Dieser Mineralstoff wird geliefert von Spinat, Nüssen, Pfifferlingen, Grünkohl, Schokolade, Heilbutt, Kartoffeln, Knäckebrot, Feldsalat, Makrele, Kohlrabi, Huhn, Artischocken sowie von einem Salzersatz, der Kalium anstelle von Natrium enthält.

Die Auswahl an Lebensmitteln, die Kalium liefern, ist groß

Strikt verboten ist Lakritze; der eingedickte Extrakt aus der Süßholzwurzel enthält Wirkstoffe, die über die Niere mehr Kalium ausscheiden und so zu einem Mangel daran führen, der wiederum den Blutdruck ansteigen läßt.

Eisenmangel ist die häufigste Mangelkrankheit hierzulande. Betroffen ist schätzungsweise jede zweite Frau im gebärfähigen Alter zwischen Pubertät und Wechseljahren sowie mindestens ebenso viele Kleinkinder (mehr darüber im Stichwort »Verhaltensstörungen«). Ein »prälatenter Eisenmangel« macht sie tagsüber müde und läßt sie bei Nacht nicht richtig schlafen, macht sie nervös und unkonzentriert, läßt sie an Schwindelanfällen, Kreislaufstörungen, Herzbeschwerden leiden. Dagegen müssen nicht unbedingt Eisen-Präparate eingenommen werden, es gibt noch zwei andere Möglichkeiten.

Eisenmangel macht tagsüber müde und läßt nachts nicht richtig schlafen

Die eine ist das Vitamin C, das unter dem Namen Ascorell in der Apotheke zu haben ist. Wird von dem weißen Pulver zu jeder Mahlzeit eine Messerspitze voll gelöst in Wasser eingenommen, wird durch sein Mitwirken mehr Eisen aus den Lebensmitteln aufgenommen werden und der Mangel häufig in wenigen Wochen ausgeglichen sein. Sicher ist die Gabe von Vicoferell, das neben Eisen und Vitamin C andere wichtige Stoffe für die Blutbildung enthält.

Alte Rezepte der Volksmedizin können ebenso wirksam sein

Die andere Möglichkeit bietet ein altes Rezept der Volksmedizin. Man nehme einen großen Apfel, spicke ihn mit sechs bis acht langen Eisennägeln, lasse diese 24 Stunden stecken und verzehre ihn dann. Amerikanische Mediziner haben dieses Hausmittel geprüft und für gut befunden. Die Nägel setzen soviel Eisen frei, daß allein durch Verzehr des präparierten Apfels der normale tägliche Bedarf an dem Spurenelement mehr als ausreichend gedeckt wird – vorausgesetzt, die Nägel sind nicht rostgeschützt und nicht galvanisiert. In diesem Zusammenhang noch eine Richtigstellung: Spinat vermag gegen Eisenmangel wenig auszurichten. Das Gemüse enthält ohnehin sehr wenig von dem

Mineralstoff; sein Mythos als Eisenspender beruht lediglich auf einem Tippfehler in einem wissenschaftlichen Werk, durch den bei der Angabe des Gehaltes das Komma um eine Stelle zu weit nach rechts versetzt wurde. Zudem ist Eisen im Spinat chemisch derart fest gebunden, daß es vom Körper praktisch nicht verwertet werden kann.

Der Mythos Spinat als Eisenspender beruht auf einem Irrtum

Nie mehr erkältet – dank Vitamin C

Erkältung ist noch immer ein ungelöstes Problem der Pharmazie. Bis heute gibt es kein Arzneimittel zur kausalen Therapie, das die Viren als Ursache von Husten, Schnupfen, Fieber, Abgeschlagenheit, Gliederschmerzen vernichten könnte.

Die Orthomolekulare Medizin mobilisiert die körpereigenen Abwehrkräfte des Immunsystems zur Bekämpfung der Erreger, zur Vorbeugung und zur Heilung sowohl der grippalen Infekte als auch der echten Grippe. Ihr bestes Mittel ist das Vitamin C; es ist als Präparat unter dem Namen Ascorell in der Apotheke zu haben.

Vitamin C-Präparate kennt man aus der Werbung, und sie halten auch, was sie versprechen

Zur Vorbeugung in »Grippezeiten«: Täglich viermal jeweils 500 Milligramm Ascorbinsäure einnehmen, gelöst in Flüssigkeit, am besten nach dem Essen; diese Dosis entspricht in etwa $1/2$ Moccalöffel.

Um den Ausbruch der Erkrankung zu verhindern, wenn es bereits in der Nase prickelt und im Hals kratzt: Die Dosis steigern, und das auch noch mindestens zwei Tage, nachdem die Symptome verschwunden sind. Ab dem dritten Tag sollten Sie die Dosis allmählich verringern, jedoch nicht abrupt von heute auf morgen das Vitamin C völlig absetzen.

Zur Unterstützung der immunstimulierenden Wirkung vom Vitamin C sollte der Speisezettel so gestaltet werden, daß dem Körper weitere Nährstoffe mit gleich guter Wirkung zugeführt werden. Und zwar:

Beta-Carotin bzw. Vitamin A aus Mohrrüben, Grünkohl, Spinat, Brokkoli, Tomaten sowie aus Milch, Käse, Butter.

Zink aus Vollkornprodukten, Hülsenfrüchten, Kartoffeln, Fleisch, Käse, Fischen und Schalentieren – so werden Austern sogar zu einer guten Medizin; Eiweiß aus Fleisch und Fisch und auch aus Pflanzen aller Art.

Fingernägel, die brüchig und spröde sind, bereiten vielen Frauen großen Kummer. Selbst dagegen kann

Biotin hilft gegen brüchige Fingernägel

ein Nährstoff helfen: Biotin, auch Vitamin H genannt. Es stabilisiert den Hornstoff so gut, daß die Nägel wieder stark, hart, schön werden. Weil sie nun einmal sehr langsam wachsen, dauert es allerdings etwa sechs Monate, bis der Erfolg ganz zu sehen ist. Während dieser Zeit müssen die Frauen entweder Biotin-Präparate einnehmen mit 2,5 Milligramm Wirkstoff täglich oder mehr von den Nahrungsmitteln essen, die reichlich Vitamin H enthalten; das sind Leber, Niere, Bierhefe, Eidotter, Rindfleisch, Bananen, Karotten. Übrigens: Diese Wirkung des Vitamins bestätigen Viehzüchter, die seit langem schon Biotin nutzen, um die Hufe von Rennpferden zu festigen.

Karies kann – wie bereits berichtet – durch Zufuhr von Fluorid verhindert werden. Dieser Mineralstoff muß nicht unbedingt mit Tabletten geschluckt werden. Er kann durchaus aus anderen Quellen stammen: Zwei Tassen Tee aus Sumatra oder Java führen den Zähnen ebenfalls das eine Milligramm Fluorid zu, das sie täglich benötigen, um ihren Schmelz zu härten; vom Darjeeling-Tee muß doppelt soviel getrunken werden, um auf dieselbe Dosis Fluorid zu kommen.

Ein anderer Tip zum selben Thema: Wer sich nach dem Essen von Süßigkeiten nicht gleich die Zähne putzen kann, der sollte zumindest ein Stück Hart- oder Schnittkäse kauen; Emmentaler, Parmesan, Edamer, Gouda, Tilsiter enthalten nämlich Kalzium und Phosphor, und diese Mineralstoffe hemmen die Bildung der Säure, die den Zahnschmelz angreift.

Zwei Tassen Java-oder vier Tassen Darjeeling-Tee liefern den Zähnen das nötige Fluorid

Vorbeugen bei Tisch: Vier Nährstoffe gegen Krebs

Krebsentstehung kann mit Hilfe von Nährstoffen entgegengewirkt werden. Als besonders wirksam haben sich die sogenannten sekundären Planzenstoffe in Gemüse und Obst erwiesen, die eine vielfältige Wirkung für die Zellgesundheit haben, und die zum Teil noch nicht erforscht sind. Empfehlenswert sind die berühmten fünf Portionen Gemüse und Obst täglich. Daran besteht kein Zweifel mehr. Unverzichtbar für die Prophylaxe sind Vitamin A bzw. Beta-Carotin, Vitamin C, Vitamin E, Folsäure und Calcium sowie die Spurenelemente Selen und Zink.

Aufgrund der vorliegenden Erkenntnisse wurde für die Vorbeugung von Krebs als Mindestbedarf pro Tag errechnet: Beta-Carotin – 10 bis maximal 20 Milligramm. Gute Quellen dafür sind gelbe Gemüse (Karotten, Kürbis), gelbe Früchte (Aprikosen, Mango, Nektarinen, Pfirsich), dunkelgrüne Blattgemüse (Spinat, Brokkoli, Endivie, Chicorée, Kresse) sowie Tomaten, Spargel, Erbsen, Kohl, Mais.

Krebs kann man mit Hilfe von Beta-Carotin, den Vitaminen C und E entgegenwirken

Vitamin C – 200 Milligramm. Es ist enthalten in frischem Obst und Gemüse, unter anderem in Grapefruit, schwarzer Johannisbeere, Paprika und reichlich auch im Sauerkraut.

Vitamin E – 60 bis 100 Milligramm, und zwar aus pflanzlichen Ölen, Sojamehl, Vollkornprodukten, Margarine.

Selen – bis 150 Mikrogramm. Es ist in Leber, Niere, Muskelfleisch von Rind und Schwein enthalten, ebenso in Fischen, Vollkornprodukten, Eiern.

Mit Antioxirell kann man sichergehen, die Nährstoffe richtig einzunehmen

Wer sichergehen will, genügend von diesen Nährstoffen zu erhalten, der sollte morgens und abends jeweils eine Kapsel Antioxirell (rezeptfrei, Apotheke) unzerkaut zu den Mahlzeiten einnehmen; diese »Säule 2« unserer Vital-Plus-Therapie enthält die vier Nährstoffe sowohl in der richtigen Zusammensetzung als auch in der richtigen Menge.

Osteoporose tritt bei vielen Frauen nach den Wechseljahren auf. Bedingt durch die hormonelle Umstellung schwindet Substanz aus den Knochen, und diese werden brüchiger. Vorbeugung dagegen ist zwar möglich, muß aber bereits im Alter um 35 beginnen – weil ab dieser Zeit allmählich mehr Knochen abgebaut als neu gebildet werden. Dafür gelten zwei Grundregeln.

Calcium dient der Vorbeugung gegen Osteoporose

Erstens: Mehr Calcium aufnehmen. Diesen Baustoff für die Knochen liefern vor allem Milch und Milchprodukte, von Käse bis Joghurt.

Zweitens: Wenig Cola trinken. Diese Getränke enthalten nämlich viel Phosphor, und das schadet den Knochen. Es bewirkt, daß sowohl weniger Calcium aus den Nahrungsmitteln aufgenommen wird als auch mehr davon aus dem Skelett abgebaut wird. Für einen sta-

184

bilen Knochen unabdingbar ist eine ausreichende Aufnahme der Vitamine D und K sowie auch von Magnesium.

Raucher benötigen mehr Vitamine als nichtrauchende Menschen. Offensichtlich lösen Substanzen aus den Zigaretten im Körper Prozesse aus, die mehr Vitamine verbrauchen. Ein Beweis dafür: Wer mehr als 20 Zigaretten pro Tag raucht, hat bis zu 40 Prozent weniger Vitamin C im Blut als ein Nichtraucher. Um diesem Mangelzustand und seinen Folgen vorzubeugen, sollten starke Raucher mehr Obst und Gemüse essen oder täglich 1 Messerspitze Ascorbinsäure einnehmen; etwa mit dem Präparat Ascorell, das in der Apotheke zu haben ist.

Raucher sollten besonders auf ausreichende Vitaminzufuhr achten

Mehr Vitamin C benötigt ihr Organismus auch, um Freie Radikale aus dem Zigarettenrauch unschädlich zu machen, darüber hinaus zum gleichen Zweck die Vitamine A und E sowie das Spurenelement Selen. Wegen dieser zusätzlichen Gefährdung der Gesundheit sollten insbesondere Raucher die Empfehlungen zur Vorbeugung befolgen, die in dem Stichwort »Krebs« genannt sind. Am besten ist es, überhaupt nicht zu rauchen.

Gut schlafen: Aminosäure als »Betthupferl«

Schlafstörungen leichterer Art können mit den Mitteln der Orthomolekularen Medizin selbst beseitigt werden.

Schlafstörungen lassen sich oft leicht beseitigen

Mit Calcium, das beruhigend auf das Nervensystem einwirkt; ein großes Glas warmer Milch am Abend

Calcium wirkt beruhigend auf das Nervensystem und hilft dadurch beim Einschlafen

kann die Schlaftablette ersetzen. Auch Magnesium wirkt entspannend und damit schlafförderdernd.

Vitamin C, das nicht etwa anregend ist, sondern ein Beruhigungsmittel, wirkt am Abend eingenommen eher schlafförderdernd. Allerdings muß mindestens ein Teelöffel voller Ascorbinsäure eingenommen werden.

Mit Tryptophan. Die essentielle Aminosäure wird vom Gehirn selbst in Serotonin umgewandelt, und dieser sogenannte Neurotransmitter steuert unter anderem Schlafen und Wachsein des Menschen. Mangelt es an Serotonin, ist zwangsläufig der Schlaf gestört. Das läßt sich zwar ändern, indem dem Gehirn mehr Tryptophan zugeführt wird. Das ist aber gar nicht so einfach; weil aus den Nahrungsmitteln ja auch andere Aminosäuren aufgenommen werden, drängen alle ins Gehirn, und relativ wenig Tryptophan gelangt dorthin. Ein Trick verhilft zum richtigen Rezept: Beim Abendbrot erst wenig mageres Fleisch essen, dann reichlich vom süßen Nachtisch. Dessen Kohlenhydrate bewirken nämlich, daß von der Bauchspeicheldrüse mehr Insulin abgesondert wird; dieses Hormon schleust vorwiegend die anderen Aminosäuren aus dem Fleisch in die Muskelzellen ein, so daß viel mehr vom Tryptophan übrigbleibt. Es gelangt mit dem Blut ins Gehirn und macht den Menschen auf ganz natürliche Weise müde.

Eine Apfelschorle liefert Sportlern die nötigen Mineralstoffe

Sportler brauchen nicht immer teure »Elektrolyt-Drinks«, um ihre Verluste an Mineralstoffen zu ersetzen; zudem enthalten manche dieser Getränke nicht genügend Magnesium und Kalium. Einfacher, besser und auch billiger für sie ist eine Apfelschorle. Sie besteht je zur Hälfte aus Apfelsaft, der Kalium liefert, und aus Mineralwasser, das Magnesium beisteuert. Weil dieses Mischgetränk etwa 5 Prozent Zucker enthält, werden die beiden Mineralstoffe auch rasch vom Körper aufgenommen.

Streß läßt sich besser ertragen, wenn dem Organismus genügend von den folgenden Nährstoffen zur Verfügung stehen:

Magnesium, Tryptophan, B-Vitamine und Vitamin C helfen dem Körper, Streß besser zu bewältigen

Magnesium, weil es die Freisetzung der antreibenden Hormone Adrenalin und Acetylcholin hemmt. An Tagen starker psychischer Belastung ist deshalb eine Magnesium-Tablette eine gute Medizin, die Nerven schont und Organe abschirmt und entspannt.

Tryptophan, weil diese Aminosäure den Blutspiegel der Streßhormone senkt und deren aufputschende Wirkung mindert. Sie darf nur ärztlich kontrolliert allein angewendet werden oder im natürlichen Verbund, wie auch mit Hilfe unserer 4-Säulen-Therapie sowie mit einer Mahlzeit aus Milch oder Fleisch und Kohlenhydraten (das Rezept dafür steht unter dem Stichwort »Schlafstörungen«).

B-Vitamine wie Thiamin und Nikotinamid, die ohnehin für die Funktion des Nervensystems unerläßlich sind und von denen es bei Streß noch mehr verbraucht. Sie werden aus Vollkornprodukten, Hülsenfrüchten, Hefen, grünem Gemüse, Leber und Niere aufgenommen.

Vitamin C, das von den Drüsen der Nebenniere benötigt wird, um das Streßhormon Adrenalin zu bilden. Gute Quellen dafür sind auch Fruchtsäfte, vor allem die aus der Schwarzen Johannisbeere, Sanddorn, Hagebutte; sie sind deshalb bei Streß weitaus bekömmlicher als Alkohol.

Gesund trotz Smog – mit Vitamin E

Umweltgiften kann kaum ein Mensch entgehen. Stadtbewohner und Anlieger von Hauptverkehrsstraßen sind besonders bedroht von Benzol. Teils gelangen auch Blei und andere Abgasstoffe aus Autoabgasen in die Luft und mit der Atemluft in den Körper. Vielfältige negative Wirkungen werden nach Ablagerung in den Knochen, in der glatten Muskulatur von Darm und Blutgefäßen, in den roten Blutkörperchen und in Zellen des Bindegewebes verursacht. Blei kann zu Rücken- und Gelenkbeschwerden, Verstopfung, Hautbläschen, Menstruationsstörungen, Konzentrationsschwäche, Reizbarkeit, Schlaflosigkeit und erhöhter Anfälligkeit für Infekte führen.

Calcium, Zink und Vitamin C befreien den Körper von Blei und anderen Umweltgiften

So schlimm muß es nicht kommen, falls rechtzeitig eine Erkenntnis der Orthomolekularen Medizin genutzt wird: Calcium, Zink und Vitamin C sowie die anderen Bestandteile der »Säulen 1 und 3« befreien den Körper vom Blei. Als Mittel zu diesem Zweck genügen die Calcium-Vitamin C-Brausetabletten, die es rezeptfrei in der Apotheke gibt. Jeweils morgens und abends wird eine von ihnen in etwas Wasser aufgelöst getrunken. Das Vitamin und der Mineralstoff bewirken, daß das Umweltgift aus seinen Ablagerungen gelöst und vom Körper ausgeschieden wird. Nach vierzehn Tagen etwa ist auf diese Weise die Gefahr für die Gesundheit gemindert; sicherheitshalber sollten besonders bedrohte Personen alle sechs bis zwölf Monate diese Maßnahme wiederholen. Eine optimale Entgiftung gehört bei hoher Belastung in die Hand eines Umweltmediziners oder Toxikologen. Vitamin C ist noch gegen andere Umweltgifte gut, z. B. gegen Cadmium. Dieses Schwermetall gelangt mit Zigarettenrauch und verschmutzter Luft in den Körper, führt zu Schäden an den Schleimhäuten der Nase und in der Niere. Vitamin C (Ascorell, Apotheke) sorgt dafür, daß weniger Cadmium aufgenommen, mehr davon ausgeschieden wird.

Vitamin E schützt vor Schäden durch Ozon und Stickoxide, die vor allem bei Smog eingeatmet werden. Beide gehören dann zu den gefährlichsten Freien Radikalen, die einzelne Bestandteile der Zelle verändern und dadurch Krankheiten verursachen können. Vitamin E (Tocorell, Apotheke) verhindert das, indem es in geringer Dosis große Mengen dieser Schadstoffe abfängt und ausschaltet.

Vitamin E schützt vor Schäden durch Ozon und Stickoxide

Diese Schutzwirkungen unterstreichen die große Bedeutung beider Vitamine. Sie sollten deshalb stets ausreichend aufgenommen werden – so wie es im Stichwort »Krebs« empfohlen wird.

Verhaltensstörungen von Kindern können ganz andere Ursachen haben als etwa psychische Erkrankungen. Mangel an dem Vitamin B_1 oder an dem Mineralstoff Eisen führt nämlich zu sehr ähnlichen Symptomen. Mangel an dem Vitamin B_1 ist die Folge falscher Ernährung. Kinder bevorzugen nun einmal Süßigkeiten, Limonaden, Pommes frites, Backwaren aus Weißmehl, die wenig von dem Vitamin enthalten bzw. mehr davon in ihrem Stoffwechsel verbrauchen. Fehlt es den Nerven, läßt das die Kinder nervös, ungeschickt, zappelig, aggressiv werden, auch unter Vergeßlichkeit, Verstimmung, Schlafstörungen leiden. Diese Verhaltensweisen vergehen wieder, wenn der Speisezettel der Kinder geändert wird: Mehr Vollkornbrot, Getreideflocken, Kartoffeln, Hülsenfrüchte, Leber, weil sie relativ viel Vitamin B_1 enthalten; aus dem gleichen Grund

Der Mangel an Vitamin B_1 ist oftmals die Ursache für Verhaltensstörungen von Kindern

ist auch ein Schweinebraten das richtige Essen für die Nerven der Kinder.

Kindern, die nicht gestillt wurden, kann es an Eisen fehlen

Mangel an Eisen entsteht vor allem bei den Kindern, die nicht gestillt worden sind. Die anderen legen sich aus der Muttermilch einen Vorrat von dem Mineralstoff an, aus dem sie den erhöhten Bedarf beim Wachstum decken. Bei Flaschennahrung ist das kaum möglich, weil vom Eisen aus der Kuhmilch nur 20 Prozent verwertet werden. Weil kleine Kinder relativ rasch wachsen, benötigen sie auch mehr Eisen – mitunter mehr, als sie haben. Der Mangel daran wirkt sich nicht nur auf die Bildung roter Blutkörperchen aus, sondern auch auf das Gehirn; es kann nicht mehr genügend von dem Neurotransmitter Serotonin bilden, mit dessen Hilfe die Nerven sich verständigen. Folgen dessen sind ebensolche auffälligen, abweichenden Verhaltensweisen wie beim Mangel an Vitamin B_1; darüber hinaus ist auch die geistige Leistungsfähigkeit der Kinder vermindert. Ist es bereits so weit gekommen, sollte der Arzt entscheiden, ob der Mangel nur mit Eisen-Präparaten auszugleichen ist oder ob noch eine Umstellung der Ernährung genügt. In Leber, Niere, Knäckebrot, Haselnüssen, Corned beef, Haferflocken, Vollkornprodukten ist relativ viel Eisen enthalten; es wird am besten genutzt, wenn Fruchtsäfte zu den Mahlzeiten getrunken werden, weil das Vitamin C aus ihnen die Aufnahme von Eisen ins Blut um ein Mehrfaches steigert.

Zähneknirschen kann auf einem Calcium-Mangel beruhen

Zähneknirschen ist zwar in vielen Fällen auf falsch stehende Zähne oder schlecht sitzende Füllungen zurückzuführen. Schuld daran kann aber auch eine Übererregbarkeit von Muskeln und Nerven infolge eines Mangels an Calcium sein. Die Behandlung besteht dann folgerichtig in der Zufuhr von Calcium; mehrere Wochen lang ist täglich eine Tablette davon einzunehmen. Das schadet ganz sicher nicht, hilft aber spürbar, falls wirklich ein Calciummangel das Zähneknirschen verursacht hat – der Betroffene erwacht nun nicht mehr mit Schmerzen in den Kiefergelenken, und sein Partner im Bett kann endlich ungestört schlafen.

Täglich eine Tablette Calcium ist unschädlich

Richtig essen: Faustregeln für die Küche

Soweit spezielle Empfehlungen »für den Hausgebrauch« aufgrund unserer Erfahrungen aus der Orthomolekularen Medizin. Generell möchten wir daran erinnern, daß eine ausgewogene, vollwertige Kost die Grundlage der Gesundheit ist. »Essen und Trinken hält Leib und Seele zusammen« – dieses Sprichwort kennt wohl jeder, wenige halten sich daran. »Vom meisten zuviel, vom wichtigen zuwenig« – so lautet denn auch das Fazit von Ernährungswissenschaftlern, die den Deutschen auf den Teller geschaut haben. Um die gravierendsten Fehler bei der Ernährung zu beseitigen und um die Mahlzeiten wertvoller zu gestalten, ist nicht einmal großer Aufwand erforderlich. Es genügt etwas guter Wille, um die folgenden Faustregeln einzuhalten: Weniger Kalorien! Frauen nehmen pro Tag 800 und Männer sogar bis zu 1300 Kalorien mehr zu sich, als ihr Organismus benötigt. Dieser Überschuß wird zwangsläufig zum Übergewicht: Und das schadet der Gesundheit in jeder Beziehung, ist mitschuldig an den verschiedensten Erkrankungen von Bluthochdruck über Arteriosklerose bis hin zu Diabetes und einigen Krebserkrankungen.
Weniger Fett! Es sollte nur einen Anteil von maximal

»Essen und Trinken hält Leib und Seele zusammen«

Weniger Kalorien, Fett, Cholesterin, Zucker und Salz – Ihrer Gesundheit zuliebe

30 Prozent an der Gesamtkalorienmenge haben; für eine Frau wären das höchstens 70 Gramm pro Tag, für einen Mann maximal 85 Gramm. Um dieses Limit nicht zu überschreiten, muß Butter bzw. Margarine dünner aufs Brot gestrichen, auf Schmalz gänzlich verzichtet, häufiger gegrillt und gegart, mageres Fleisch bevorzugt und »verstecktes« Fett gemieden werden. Besonders günstig ist Olivenöl durch seinen hohen Anteil an einfach ungesättigten Fettsäuren. Sehr mager ist das Fleisch von Hase und Reh, Rindsleber und Kalbslunge, Herz, Corned beef, Geflügel. Viel verstecktes Fett enthalten Wurstwaren, Nüsse, Kartoffelchips, Pommes frites, Käse, Nuß-Nougat-Creme, Schokolade, Backwaren.

Weniger Cholesterin! Im Übermaß aufgenommen, begünstigt es das Entstehen der Arteriosklerose. Deshalb in jeder Woche zwei fleischfreie Tage einlegen, nicht mehr als drei Eier verzehren und auch die anderen Nahrungsmittel einschränken, die besonders viel von dieser Fettart enthalten, wie Hirn, Butter, Krabben, Schmalz, Fettkäse.

Praktisch gänzlich unnötig ist der Industriezucker

Weniger Zucker! Er enthält keinerlei lebenswichtige Nährstoffe außer leeren Kalorien. Besonders ungünstig sind Zucker und Fett gemeinsam, wie in einem Stück Torte, das 500 Kalorien enthält. Statt dessen mit Zuckeraustauschstoffen süßen sowie mit Süßstoff, aber auch Süßungsmitteln mit vorwiegend Fruchtzucker.

Mehr Obst und Gemüse! Die Zauberformel lautet: Fünf Portionen Gemüse oder Obst täglich. Ihre Bedeutung als Lieferanten lebensnotwendiger Vitamine und Mineralstoffe haben wir wohl oft genug betont.

Weniger Salz! Durchschnittlich 15 Gramm Kochsalz pro Tag nimmt z. B. der Bundesbürger zu sich; das Dreifache dessen, was sein Körper benötigt. Deshalb sollten beim Zubereiten viel mehr Gewürze und Kräuter verwendet, fertige Speisen nicht nachgesalzen werden. Wenn schon, dann das »jodierte Speisesalz« verwenden, weil es den Mineralstoff zuführt, an dem es so vielen Menschen hierzulande mangelt.

Mehr Ballaststoffe! Diese unverdaulichen Bestandteile von Obst und Gemüse, aus Müsli und Vollkornbrot regen die Verdauung an, helfen Darmkrebs vorbeugen, senken erhöhten Cholesterinspiegel im Blut.

Ballaststoffreiche Nahrung regt die Verdauung an

Mehr Milch und Milchprodukte! Die mageren Sorten von Käse und Joghurt bevorzugen und vom Joghurt den mit der »rechtsdrehenden Milchsäure« (was auf dem Becher steht).

Mehr Kartoffeln und Vollkornbrot! Beide Lebensmittel sind vorzügliche Quellen für Vitamine und Mineralstoffe, für Ballaststoffe, Eiweiß und Kohlenhydrate.

Mehr Seefische! Sie sind die einzig nennenswerte natürliche Quelle für Jod. Hering, Makrele, Sardine enthalten zudem die Omega-3-Fettsäure, die ein vielseitiger Schutzfaktor für Herz und Kreislauf ist.

Seefisch ist die beste Jod-Quelle

Kaum Gepökeltes und Geräuchertes! Beide enthalten krebserregende Substanzen wie Benzpyren und Nitrosamine. Sollte Geräuchertes auf den Tisch kommen – die dunkle Schwarte abschneiden. Wird Gepökeltes serviert – die Nitrosamine durch Vitamin C unschädlich machen, etwa aus einem großen Glas Orangensaft.

Weniger Alkohol! Vor allem das gewohnheitsmäßige Trinken am Feierabend und vor dem Fernseher aufgeben, zumindest stark einschränken. Statt dessen mehr Mineralwasser trinken, insbesondere solches mit Magnesium und Calcium.

So weit, so gut. Hausfrauen haben es zwar nicht gern, wenn man ihnen in die Küche hineinredet. Wir wagen es aber dennoch, und zwar aus ungutem Grund: Lebens-

Lebensmittel, die
falsch gelagert
oder zubereitet
werden, verlieren
ihre Nährstoffe

mittel verlieren viel von ihren Nährstoffen, weil sie nach wie vor falsch gelagert, verarbeitet, zubereitet werden. Kopfsalat beispielsweise hat nach zwei Tagen bei Zimmertemperatur nur noch knapp die Hälfte seines ursprünglichen Gehaltes an Vitamin C. Dieser Schwund ist zu vermeiden, wenn in der Küche beim Umgang mit Lebensmitteln gewisse Regeln eingehalten werden: Frisches Gemüse und Obst nicht auf Vorrat kaufen, sondern es baldmöglich zubereiten. Ist eine Zwischenlagerung nicht zu vermeiden, sollte das im Kühlen und Dunkeln geschehen.

Tiefgefrorene Kost konserviert Nährstoffe erstaunlich gut. Um diesen Vorzug nicht zu verlieren, sollte sie möglichst rasch aufgetaut werden, mit Mikrowellen und nicht im Wasserbad.

Die meisten
Vitamine sitzen
direkt unter der
Schale

Beim Putzen und Schälen nur das Nötigste entfernen, denn die meisten Vitamine sitzen dicht unter der Schale.

Die Lebensmittel im ganzen Stück waschen, zwar gründlich, aber kurz und erst hinterher zerkleinern; sie nicht im Wasser liegen lassen, weil ihnen sonst alle wasserlöslichen Nährstoffe entzogen werden.

Geschälte Kartoffeln bzw. zerkleinertes Gemüse, die nicht unverzüglich weiterverarbeitet werden, mit einem feuchten Tuch oder mit einer dünnen Folie abdecken, weil sonst Vitamine an der Luft zerstört werden.

Kochen mit wenig Wasser und das Kochwasser verwenden, etwa für die Soße, weil es viele Vitamine und auch Mineralstoffe enthält. Schonender ist Dünsten, Dämpfen, Braten in Folie sowie Zubereiten im Schnellkochtopf.

Fertige Speisen nicht lange warmhalten oder aufwärmen, weil das die letzten Vitamine vernichtet.

Rohkost und Säfte erst unmittelbar vor Verbrauch zubereiten bzw. zum Durchziehen luftdicht abgedeckt in den Kühlschrank stellen.

Zum Abschluß etwas Besonderes. Der Hinweis auf unsere Vital-Plus-Therapie: Für den Eiligen besteht die Möglichkeit, alle vier Säulen morgens einzunehmen, Vicoferell vor dem Frühstück, Minerell, zwei Beutel, nach dem Frühstück, zusammen mit vier Kapseln Aminorell und zwei Kapseln Antioxirell. Der Vorteil liegt darin, daß die Lösung von Vicoferell, nüchtern eingenommen, schnell im Dünndarm resorbiert wird, Minerell nach dem Essen folgt erst einige Zeit später. Die Kapseln verlassen den Magen verzögert, zuerst die leicht löslichen Kapseln von Aminorell und erst wesentlich später die schwerer löslichen Kapseln von Antioxirell. Für die Zufuhr der wichtigen sekundären Pflanzenstoffe empfiehlt sich ein spezielles Rezept unseres Diplom-Küchenmeisters, der Vital-Plus-Cocktail »Divico«:

Ein »Pep up«-Getränk liefert dem Organismus alle wichtigen Nährstoffe

Zutaten:

40 g Banane frisch
50 g Apfel frisch
30 g Aprikose getrocknet
3 EL (30 g) Joghurt vollfett
1 g Cashewnuß frisch
1 TL (5 g) Zitronensaft
1 TL (3 g) Traubenkernöl
2 g Bierhefe getrocknet
1 EL (5 g) Weizenkeim

Joghurt, Zitronensaft und das Traubenkernöl zu einer Sauce verrühren. Die getrocknete Aprikose in kleinste Würfel schneiden und mit der ebenfalls in Würfel geschnittenen Banane und dem Apfel sowie den gehackten Nüssen unter die Sauce mischen.

Zum Schluß die Weizenkeime und Hefeflocken unter oder über den Cocktail geben.
Alles zum Wohle Ihrer Gesundheit.

Gut zu wissen: »Vier Säulen« für zu Hause

Die Präparate der Vital-Plus-Therapie kann man auch in der Apotheke kaufen

Die Vital-Plus-Therapie gewinnt immer größeres Interesse bei all jenen, die zwar gesund bleiben und gesund werden wollen, aber keine Zeit für eine Behandlung in der Schwarzwald Privatklinik Obertal haben. Deshalb besteht die Möglichkeit, die Präparate der Vital-Plus-Therapie in der Apotheke zu kaufen. Das gilt auch für die Arzneimittel Ascorell mit Vitamin C, Tocorell mit Vitamin E, Folarell mit dem Vitamin Folsäure sowie Novirell B, das die sogenannten Nervenvitamine B_1, B_6, B_{12} enthält. Vor der Einnahme sollte sich jedoch jeder stets vom Hausarzt untersuchen lassen. Dazu gehört auch der Laborstatus über die wichtigsten Mineralstoffe, Spurenelemente und das Vitamin D. Anhand der Ergebnisse dieser Untersuchung kann dann die Vital-Plus-Therapie individuell gestaltet werden mit den richtigen Nährstoffen in der richtigen Menge zur optimalen Versorgung des Körpers.

196

Anhang

Erklärung medizinischer Begriffe

Aminosäuren: Die kleinsten Bausteine, aus denen die großen Moleküle der Peptide und Proteine (siehe: Eiweiß) zusammengesetzt sind. Insgesamt gibt es 24 Aminosäuren. Nur 16 von ihnen kann der Körper selbst aus anderen Substanzen herstellen. Die anderen müssen ihm regelmäßig und ausreichend mit der Nahrung zugeführt werden; das sind die essentiellen Aminosäuren, wobei »essentiell« soviel bedeutet wie »lebensnotwendig, unverzichtbar«. Das Eiweiß aus der Nahrung wird im Darm in Aminosäuren zerlegt, die durch die Darmwand hindurch ins Blut gelangen und mit diesem zu allen Zellen des Körpers. Die beste Quelle dafür ist tierisches Eiweiß aus Fleisch, Milch, Eiern in der richtigen Kombination, weil es alle essentiellen Aminosäuren enthält. Bei den Pflanzen ist das nicht gewährleistet. Beispielsweise enthält Mais kaum Lysin und Tryptophan und Soja wenig Methionin. Werden jedoch Mais und Soja bei der Ernährung kombiniert, ergänzen sich deren essentielle Aminosäuren und gleichen Mängel gegenseitig aus.

Aminosäuren sind die kleinsten Bausteine, aus denen alle Eiweißkörper im Organismus zusammengesetzt sind

Eiweiß: Es ist der »Stoff des Lebens«, der in allen Zellen vorhanden und an allen Funktionen im Körper beteiligt ist. Als Erbmaterial in den Zellkernen und als Antikörper des Immunsystems (siehe dort), als Stütz- und Gerüstsubstanz in Haut, Muskeln, Knochen, um nur einige Beispiele zu nennen. Jeder Eiweißkörper ist aus Aminosäuren (siehe dort) aufgebaut. Je nach Größe werden unterschieden: Oligopeptide aus weniger als zehn Aminosäuren, Polypeptide mit zehn bis 100 Aminosäuren, Proteine aus mehr als 100 Aminosäuren. Weil im Organismus täglich etwa 100 Gramm Eiweißkörper neu gebildet werden, müssen ihm pro Tag etwa 70 Gramm Nahrungseiweiß zugeführt werden (die Differenz von 30 Gramm deckt der Körper, indem er einen Teil der Aminosäuren wiederverwendet).

Eiweiß ist unverzichtbar, unter anderem als Bestandteil des Immunsystems

Elektrolyte: Sammelbegriff für Nährstoffe, die beim Auflösen in der Körperflüssigkeit in Ionen, also in elektrisch geladene Teilchen zerfallen. Zu den positiv geladenen »Kationen« gehören Natrium, Kalium, Calcium, Magnesium. Die negativ geladenen »Anionen« sind Chlorid, Bikarbonat, Proteine, anorganische Phosphate, Sulfate. Ein Gleichgewicht der Elektrolyte ist lebensnotwendig für die Gesundheit. Um es aufrechtzuerhalten, bedarf es nicht nur der Zufuhr von Mineralstoffen (siehe dort), sondern auch von genügend Wasser. Große Verluste von Körperflüssigkeit, etwa infolge von schweren Durchfällen, müssen deshalb durch Elektrolytlösungen ausgeglichen werden.

Ein Gleichgewicht der Elektrolyte ist für die Gesundheit lebensnotwendig

Enzyme: Als »Biokatalysatoren« sind sie an nahezu allen chemischen Prozessen im Organismus beteiligt. Sie ermöglichen, erleichtern, beschleunigen Reaktionen, ohne selbst dabei verändert zu werden. Ihr Dabeisein ist jedoch alles, wenn es etwa darum geht, verbrauchte Zellen zu erneuern, Erreger unschädlich zu machen, Wunden zu heilen. Bis heute sind erst 2000 Enzyme bekannt, ihre Gesamtzahl wird auf mehr als

Im menschlichen Körper sind über 2000 verschiedene Enzyme im Einsatz

10000 geschätzt. Alle Enzyme sind als Eiweißkörper aus Aminosäuren aufgebaut, viele enthalten zusätzlich ein Vitamin bzw. einen Mineralstoff oder ein Spurenelement als Aktivator. An ihrem Namen sind sie zu erkennen, und zwar an der Endung »-ase«; so ist eine Proteinase ein Enzym, das Eiweißkörper spaltet.

Fette: Sie liefern vor allem die Energiereserve. 1 Gramm Fett enthält 9,3 Kalorien – mehr als doppelt soviel wie Eiweiß und Kohlenhydrate mit jeweils 4,1 Kalorien. Die meisten Körperzellen, ausgenommen rote Blutkörperchen und Gehirnzellen, können Fettsäuren (siehe dort) direkt als Energie nutzen. Zudem ist Fett von großer Bedeutung als Lösungs- und Transportmittel der fettlöslichen Vitamine A, D, E, K, Beta-Carotin.

Fette dienen als Energielieferanten

Fettsäuren: Die Fette aus der Nahrung werden im Dünndarm zerlegt in Glycerin und in Fettsäuren. Von diesen wiederum gibt es »gesättigte« und »ungesättigte«. Sie tragen diese Bezeichnung danach, ob alle ihre Kohlenstoff-Atome mit Wasserstoff-Atomen verbunden sind (= gesättigt) oder nicht (= einfach ungesättigt bzw. mehrfach ungesättigt). Zu den mehrfach ungesättigten Fettsäuren gehört die Linolsäure; sie ist auch eine essentielle Fettsäure, weil der Körper selbst sie nicht herstellen kann, sondern auf deren Zufuhr angewiesen ist. Der Anteil der Fettsäuren an den Nahrungsmitteln läßt sich nach einer Faustregel bestimmen. Je mehr ungesättigte Fettsäuren, desto flüssiger ist das Fett – etwa Öl aus Lein, Sojabohnen, Sonnenblumen, Maiskeimen und auch Fischöl. Je mehr gesättigte Fettsäuren, desto härter ist das Fett – wie Butter, Talg, Schmalz und auch Kokosfett.

Man unterscheidet zwischen »gesättigten« und »ungesättigten« Fettsäuren

Freie Radikale: Mit der Politik haben sie nichts zu tun, wohl aber viel mit Gesundbleiben und Krankwerden. Es sind biochemische Substanzen, die im Körper eines jeden Menschen anfallen, etwa bei unvollständiger Verbrennung von Sauerstoff, oder ihm von außen zugeführt werden, beispielsweise mit dem Zigarettenrauch. Sie entstehen, wenn Atome oder Moleküle eine chemische Bindung auflösen und dann ein »ungepaartes Elektron« besitzen, also eines zuviel bzw. zuwenig. Sie versuchen deshalb so rasch wie möglich, dieses Elektron loszuwerden bzw. ein weiteres hinzuzubekommen. Das macht die Freien Radikale zu »hochreaktiven Substanzen«, die sich unverzüglich einen neuen Bindungspartner suchen, um diesem ein Elektron oder ein ganzes Stück zu entreißen. Sie bestehen zwar nur sehr kurze Zeit, können aber großen Schaden an den Zellen anrichten. Folgen dessen sind unter anderem vorzeitiges Altern, Arteriosklerose, Krebs, Störungen des Immunsystems. Eine der Hauptaufgaben der Orthomolekularen Medizin ist es, die Freien Radikale unschädlich zu machen und ihre Folgewirkungen abzuwenden. Zu diesem Zweck werden vor allem die Vitamine C, E, Beta-Carotin sowie das Spurenelement Selen angewendet: sie werden deshalb auch »Radikalefänger« genannt. Dabei unterstützen sie die sekundären Pflanzenstoffe, wie Lycopin (der Farbstoff der Tomate) und andere.

Freie Radikale lösen gefährliche Kettenreaktionen im Körper aus

Immunsystem: Die Gesamtheit der körpereigenen Abwehrkräfte, die Gefahren aus der Umwelt (Erreger, Schadstoffe) erkennen und ausschalten sowie vor Entartungen im Inneren (Krebszellen) schützen. Um diese Funktionen bestmöglich erfüllen zu können, müssen stets genügend Vitamine, Mineralstoffe, Aminosäuren zur Verfügung stehen. Es gibt eine »unspezifische Immunantwort« von sogenannten Freßzellen, die alles vernichten, was sie als fremd und gefährlich erkennen, sowie eine »spezifische Immunreaktion«, die gezielt

Seine Gesundheit verdankt der Mensch vor allem dem Immunsystem

gegen Erreger gerichtet ist. Deren wichtigste Bestandteile sind die B-Zellen, die Antikörper produzieren, und T-Lymphozyten, die andere Abwehrzellen sowohl aktivieren als auch unterdrücken. Das »T« bedeutet, daß diese weißen Blutkörperchen von der Thymusdrüse zu einsatzbereiten Immunzellen ausgebildet worden sind. Läßt mit dem Alter diese Funktion der Thymusdrüse nach, können die Folgen durch eine spezielle Immun-Therapie gemindert werden: Injektionen mit Thymosand, das alle wichtigen Wirkstoffe der Thymusdrüse für das Immunsystem enthält, stärken die Abwehrkräfte.

Mineralstoffe: Sie sind die Zwillinge der Vitamine. Wie diese erfüllen sie eine Vielzahl lebenswichtiger Funktionen und wie diese müssen sie dem Organismus zugeführt werden. Nach Bedarf und Konzentration im Körper wird ein Unterschied gemacht zwischen »Mengenelementen«, die grammweise pro Tag benötigt werden (das sind Natrium, Kalium, Calcium, Phosphor, Magnesium, Chlor) und den »Spurenelementen«, von denen lediglich Milli- bis Mikrogramm erforderlich sind (wie Chrom, Eisen, Fluor, Jod, Kobalt, Kupfer, Mangan, Selen, Zink).

Mineralstoffe haben einen großen Einfluß auf die körpereigenen Abwehrkräfte

Nährstoffe: Das sind die in der Nahrung enthaltenen Stoffe, die zur Erhaltung des Lebens erforderlich sind. Zum einen sind es die »energieliefernden Nährstoffe« Eiweiß, Fett, Kohlenhydrate. Die anderen sind die »nichtenergieliefernden Nährstoffe«, zu denen Mineralstoffe, Vitamine, Wasser gehören. Beide wirken im Organismus eng zusammen: Um zugeführte Energie verwerten zu könne, sind Vitamine und Mineralstoffe unerläßlich. Die Qualität der Lebensmittel wird auch nach der sogenannten Nährstoffdichte bewertet. Sie errechnet sich aus dem Verhältnis von Nährstoffgehalt zu Kaloriengehalt. Das Ergebnis sagt mehr aus über

Nahrungsmittel enthalten viel weniger Nährstoffe, als man glaubt

201

die Bedeutung eines Lebensmittels als Nährstoffquelle als die übliche Inhaltsangabe von Nährstoffen in Gramm. Ein Beispiel dafür mag die Nährstoffdichte von Folsäure sein: Spinat enthält bei gleicher Kalorienmenge 51 mal soviel Folsäure wie Rinderfilet.

Resorption: Die Aufnahme von Nährstoffen aus Magen und Darm ins Blut; auch Absorption genannt.

Stoffwechsel: Die Gesamtheit der chemischen Umsetzungen im Körper, bei denen aus den Nährstoffen Energie freigesetzt, Betriebsstoffe gewonnen, Körpersubstanzen aufgebaut werden; auch die Ausscheidung der End- und Schlackenprodukte gehört dazu.

Die einzelnen Vitamine erfüllen eine Vielzahl unterschiedlicher Aufgaben im Körper

Vitamine: Lebensnotwendige Wirkstoffe, deren Fehlen zu Mangelerscheinungen führt und die dem Körper keine Energie zuführen. Nach physikalisch-chemischen Eigenschaften sind sie unterteilt in die »fettlöslichen Vitamine« A, D, E, K und in die »wasserlöslichen Vitamine«, zu denen alle anderen gehören. Ein Mangel entsteht zumeist an wasserlöslichen Vitaminen, weil der Körper nur sehr geringe Mengen von ihnen speichern kann; der Überschuß von ihnen wird ungenutzt mit dem Urin ausgeschieden. Von den fettlöslichen Vitaminen sowie vom Vitamin B_{12} können relativ große Depots angelegt werden, die über kürzere Mangelzeiten hinweghelfen; allerdings kann zu hohe Zufuhr über längere Zeit zu einer »Hypervitaminose« mit Vergiftungserscheinungen führen. Übrigens: die Vitamine A, D, E und K können viel besser resorbiert werden, wenn sie zusammen mit Fett aufgenommen werden; deshalb sollten Karotten mit etwas Butter, besser aber mit Olivenöl zubereitet werden.

Als Vitamine des 21. Jahrhunderts kann man die sekundären Pflanzenstoffe (wie z. B. Carotinoide, Lycopin …) bezeichnen.

Literaturverzeichnis

Anke, M. et al. (Hrsg.): »Mengen- und Spurenelemente«,
18. Arbeitstagung, Friedrich-Schiller-Universität, Jena, 1998.

Anke, M. et al. (Hrsg.): »Mengen- und Spurenelemente«,
17. Arbeitstagung, Friedrich-Schiller-Universität, Jena, 1977.

Bässler, K. H. et al.: »Vitaminlexikon für Ärzte, Apotheker und
Ernährungswissenschaftler«, Gustav Fischer Verlag/Govi-Verlag, Stuttgart, 2. Auflage, 1997.

Blair, K. A.: »Vitamin supplementation and megadosis.« –
In: Nurse Pract.11 (7/1989), Seite 19–26.

Bertelsmann-Stiftung (Hrsg.): »Mineralstoffe und Spurenelemente«, Gütersloh, 1992.

Biesalski, H.-K. et al. (Hrsg.): »Elektrolyte, Vitamine, Spurenelemente«, Georg Thieme Verlag, Stuttgart, 1995.

–: »Vitamine: Aktiver Gesundheitsschutz. Bedarf, Mangel,
Risiko«, Trias-Verlag, Stuttgart,1996.

–: »Vitamine«, Trias-Verlag, Stuttgart, 1997.

Burgerstein, L.: »Heilwirkung von Nährstoffen«, Karl F. Haug
Verlag, Heidelberg, 1985.

Classen, H. G. et al.: »Magnesium-Therapie bei Coronar-
Erkrankung.« – In: VitaMinSpur 13, Hippokrates Verlag
GmbH, Stuttgart, 1998, Seite 184–188.

Deutsche Gesellschaft für Ernährung: »Empfehlungen für die
Nährstoffzufuhr«, Umschau Buchverlag Breidenstein GmbH,
Frankfurt a. M., 2. korrigierter Nachdruck, 1995.

Deutsche Gesellschaft für Ernährung: »Ernährungsbericht«,
Frankfurt a. M., 1996.

Dirkes, Jutta: »Vitamin Requirements for the Reduction of
Homocysteine blood levels in healthy young women«,
Inaugural-Dissertation, Rheinische Friedrich-Wilhelms-
Universität, Bonn, 1994.

Elmadfa, I./Leitzmann, C.: »Ernährung des Menschen,« Eugen
Ulmer Verlag, Stuttgart, 1988.

Gassmann, B.: »Vitamin A.« – In: Ernährungsumschau 45
(1998), Heft 12, Seite 445–449.

–: »Vitamin B1.« – In: Ernährungsumschau 44 (1997), Heft 6,
Seite 230–233.

–: »Vitamin B2.« – In: Ernährungsumschau 44 (1997), Heft 8,
Seite 302–306.

–: »Basiswissen B3 (Niazin).« – In: Ernährungsumschau 44
(1997), Heft 10, Seite 384–387.

–: »Basiswissen B5 (Pantothensäure).« – In: Ernährungsumschau
46 (1999), Heft 4, Seite 143–147.

–: »Basiswissen Vitamin C.« – In: Ernährungsumschau 45 (1998), Heft 8, Seite 294–297.

–: »Basiswissen Vitamin D.« – In: Ernährungsumschau 45 (1998), Heft 4, Seite 137–140.

–: »Basiswissen Vitamin E.« – In: Ernährungsumschau 44 (1997), Heft 2, Seite 63–66.

Geesing, H.: »Herzfit«, F. A. Herbig Verlagsbuchhandlung GmbH, München, 5. Auflage, 1995.

–: »Immun-Training«, F. A. Herbig Verlagsbuchhandlung GmbH, München, 12. Auflage, 1996.

Heseker, H.: »Basiswissen Zink.« – In: Ernährungsumschau 45 (1998), Heft 2, Seite 61–65.

–: »Basiswissen Kupfer.« – In: Ernährungsumschau 45 (1998), Heft 6, Seite 215–217.

–: »Basiswissen Jod.« – In: Ernährungsumschau 46 (1999), Heft 2, Seite 55–59.

–: »Basiswissen Magnesium.« – In: Ernährungsumschau 45 (1998), Heft 10, Seite 374–376.

Holtmeier, H. J./Kruse-Jarres, J. D. (Hrsg.): »Zink«, Wissenschaftliche Verlagsgesellschaft mbH, Stuttgart, 1991.

Holtmeier, H. J. (Hrsg.): »Magnesium und Calcium«, Wissenschaftliche Verlagsgesellschaft mbH, Stuttgart, 1995.

Hungerford, C.: »Orthomolecular Psychiatry« – In: Med. J. Aug. 142 (1) 77/ 1985 Jan. 7

Kluijtmans, L.: »Molecular Genetic Analyses.« – In: Hyperhomocysteinemia, Print Partners Ipskamp Enschede, Niederland, 1998.

Köhrle, J.: »Mineralstoffe und Spurenelemente«, Wissenschaftliche Verlagsgesellschaft mbH, Stuttgart, 1998.

Kruse-Jarres, J. D.: »Mehr Gespür für Spurenelemente.« – In: Therapiewoche 39 (1989), Seite 23.

Kübler, W.: »Biochemische Zellschutz-Funktionen der Antioxidativen Vitamine.« – In: Dialog Ernährung & Vitamine 6 (1988).

Leininger, A. L. et al.: »Prinzipien der Biochemie.« Spektrum, Akademischer Verlag, Heidelberg, 1994.

Lombeck, E. (Hrsg.): »Spurenelemente.« Wissenschaftliche Verlagsgesellschaft mbH, Stuttgart, 1997.

Low, D. et al.: »Untersuchungen zum Vitamin B-Status im Alter.« – In: VitaMinSpur, Hippokrates Verlag GmbH, Stuttgart, 1998, Seite 1377–1381.

Nationale Verzehrsstudie, Schriftenreihe zum Programm der Bundesregierung: »Forschung und Entwicklung im Dienste der Gesundheit.« Band 18, 1992.

Niestroj, I./Pflugbeil, K.J.: »Immun durch positives Denken.

Ein Ratgeber für Kopf und Körper«, F. A. Herbig Verlagsbuchhandlung GmbH, München, 1998.

–: »Die Vital Plus-Diät. So geben Sie Ihrem Leben mehr Vita-
lität«, F. A. Herbig Verlagsbuchhandlung GmbH, 1994.

Niestroj, I.: »Gesund trotz Gift. Das Handbuch für den richtigen Umgang mit Umweltgiften«, F. A. Herbig Verlagsbuchhandlung GmbH, München, 1998.

–: »So gut wie gesund. Das neue Handbuch für Diabetiker«,
F. A. Herbig Verlagsbuchhandlung GmbH, München, 1999.

–: »Praxis der Orthomolekularen Medizin«, Hippokrates Verlag
GmbH, München, 1997.

Paoletti, R. / Sies, H. et al. (Hrsg.): »Vitamin C«, Springer Verlag
GmbH & Co. KG, Mailand - Berlin - Heidelberg - New York
u. a.,1998.

Paoletti, R., et al. (Hrsg.): »Oxidative Processes and Antioxidants«, Raven Press, New York, 1994.

Pauling, L.: »Vitamin C and Cardiovascular Disease.« – In:
Med. Science Research 19, 398, 1991.

–: »Vitamin C and the Common Cold«, W.H. Freeman and
Company, San Francisco, 1970.

Pietrzik, K.: »Gabe von Folsäure beugt Anomalien des Kindes
vor.« – In: Ärzte-Zeitung, 3/11 (1992).

Remke, H.: »Krankheitsprävention durch Ernährung«, Wissenschaftliche Verlagsgesellschaft mbH, Stuttgart, 1998.

Reuten H.D.: »Vitamin D – Die aktiven Metaboliten wirken
wie Hormone.« – In: Ärzte-Zeitung, 16/3 (1990).

Rilling, S.: »Kompendium der Mineralstoffe und Spurenelemente«, Karl F. Haug Verlag, Heidelberg, 1993.

Roesch, C. et al.: »Folsäure und Schwangerschaft.« – In: Ernährungsumschau 46 (1999), Heft 1, Seite 10–11.

Schauder P.: »Ernährung und Tumorerkrankungen«, S. Karger
AG, Basel - München, 1991.

Seiler, O.W.: »Hohes Vorkommen von Malnutrition bei kranken Betagten.« – In: Ernährungsumschau 46 (1999), Heft 5,
1999, Seite 168–172.

Sies, H. (Hrsg.): »Antioxidants in Disease Mechanisms and
Therapy«, Academic Press, San Diego – London u. a., 1997.

Schmitt, K. et al. (Hrsg.): »The Evolution of Antioxidants in mo-
dern Medicine«, Hippokrates Verlag GmbH, Stuttgart, 1994.

Schuitemaker, G. E.: »Orthomolekulare Ernährungsstoffe«, Verlag
für Orthomolekulare Medizin, Freiburg im Breisgau, 1986.

Watzl, B. / Leitzmann, C.: »Bioaktive Substanzen in Lebensmitteln«, Hippokrates Verlag GmbH, Stuttgart, 1995.

Wolfram, G. / Kirchgeßner M.: »Spurenelemente und Ernährung«,
Wissenschaftliche Verlagsgesellschaft mbH, Stuttgart, 1990.

Register

206